知的生きかた文庫

心筋梗塞　脳梗塞　動脈硬化を防ぐ
血管をよみがえらせる習慣

板倉弘重

JN109245

三笠書房

はじめに　人生後半を病気知らずで楽しめる人の秘密

近年、テレビでの健康番組の中でも、特に視聴者の興味が高いのが「血液」や「血管」の話題なのだそうです。これは、とてもいいことだと思います。なぜなら、**「血液」や「血管」が健康のポイント**だと知っていることは、健康に関する知識が高いと考えられるからです。

本書では、誰にでも簡単にできるちょっとしたことなのに、劇的な血管の若返り効果を期待できる、そんな秘策を惜しみなくお伝えします。

えっ、そんなに簡単なの！　と、きっと驚くに違いありません。

人生後半の健康増進にお役立ていただければ望外の幸せです。

板倉弘重

目次

第1章

心筋梗塞、脳梗塞、動脈硬化を防ぐ
病気がイヤなら血管を若返らせなさい！

第2章

心筋梗塞、脳梗塞、動脈硬化を防ぐ
食べ方を変えると血管はみるみる若返る！

第3章

心筋梗塞、脳梗塞、動脈硬化を防ぐ 高血圧を治すことも 血管強化に効果！

第4章

心筋梗塞、脳梗塞、動脈硬化を防ぐ

脂肪を減らして血管を若返らせる！

第5章

心筋梗塞、脳梗塞、動脈硬化を防ぐ 血糖値の上昇を抑えて糖尿病に克つ

本文DTP　土屋裕子（株式会社ウエイド）
本文イラスト　森崎達也（株式会社ウエイド）

第1章

心筋梗塞、脳梗塞、動脈効果を防ぐ

病気がイヤなら血管を若返らせなさい！

01 女性の死因第1位は血管病。男性も油断できない

●3分の1以上の人が血管病で命を落とす

日本人の死因のトップは悪性新生物、つまり、がんです。全体の**約3割にあたる人が、がん**で亡くなっています。では、第2位は何かというと**心疾患で15・5%**、3位が**肺炎で9・7%**、4位が**脳血管疾患で9・3%**と続いています。

心疾患には、心筋梗塞、心不全、狭心症などが含まれます。いずれも、心臓の力が衰えて全身に「血液を送ることができなくなる」病気です。

脳血管疾患には、脳梗塞、脳出血、くも膜下出血などがあります。脳は、ほんの数分間、酸素（血液）が止まっただけで壊死《えし》してしまうほどデリケートな器官です。

主な死因別死亡数の割合

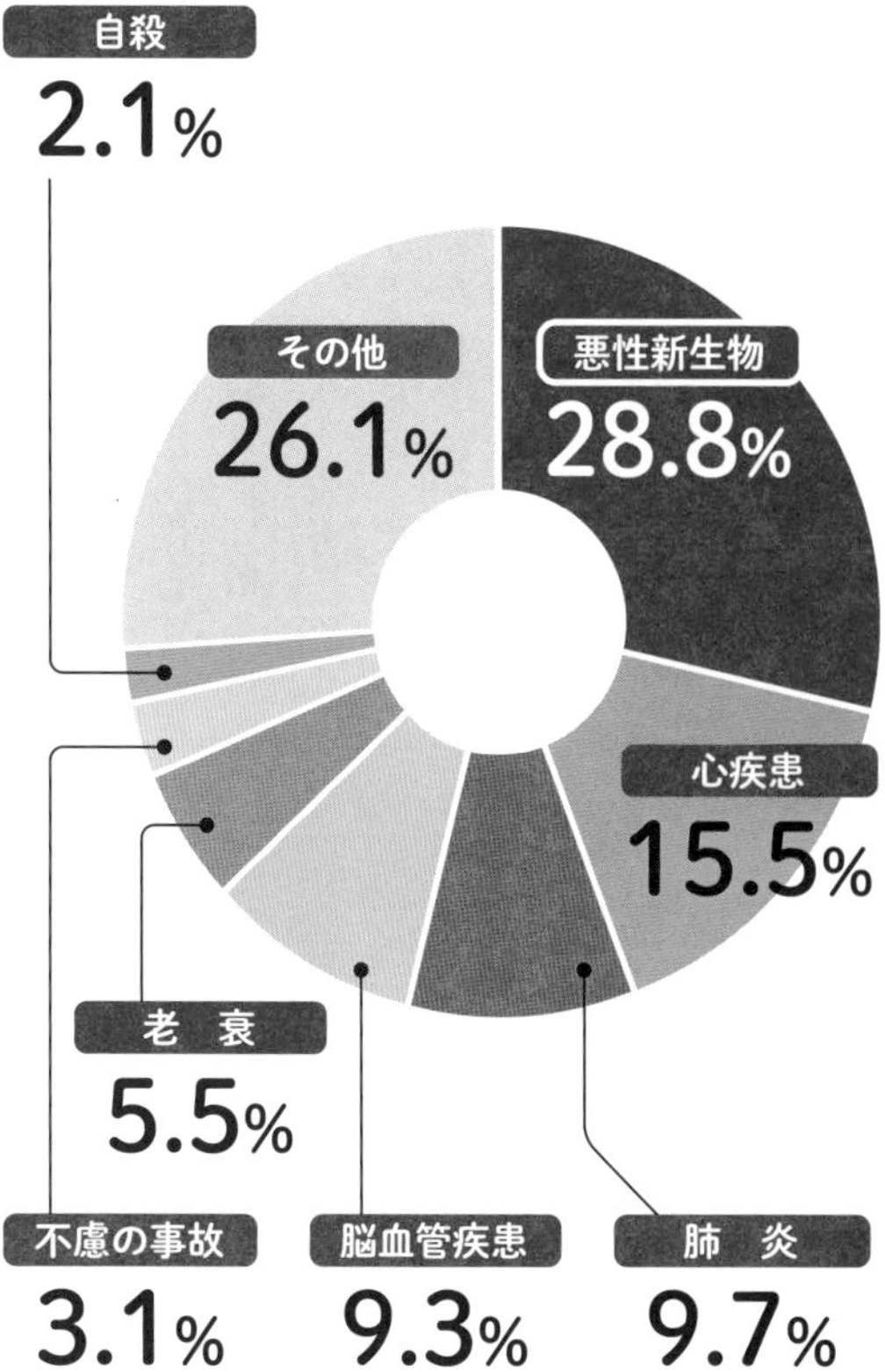

参考資料：厚生労働省「平成25年人口動態統計月報」年計（概数）の概況

運よく出会ったのだから……血管病を防ぐチャンスをつかもう

ここで、ハッと気づきませんか？　そうです、2位の心疾患と4位の脳血管疾患はどちらも血管が関係していますね。そう、脳血管疾患は、脳の病気ではなく、血管の病気に分類されます。そして、心疾患と脳血管疾患を合計すると、24・8％となり、がんに迫る割合になります。女性だけに限れば、がん24・2％に対して血管病27・3％と、逆転しています。

がんは遺伝である場合も多く、自力ではどうにもならない面があります。**しかし、血管病は違います。**そのほとんどは、自分のだらしない生活習慣が原因で陥る病気です。

しかも、命に関わるほどの血管病は大抵、血圧が高い、血糖値が高い、という診断があってから、10年、20年という長い時間をかけて発症します。**発症するまでに、ちょっとした努力で状態を改善することは可能なのです。**

運よくこうした知識を手に入れる「ご縁」を得られたのですから、今日から血管病を予防し、改善していきましょう！

02

まだまだ先は長いから備えよ！——10年寝たきりを避けるために

●日本人は世界一長寿だけど、健康寿命は……？

日本人の平均寿命は、厚生労働省の「簡易生命表（令和3年）」によると、過去最高を記録した2020年までは年々延びていましたが、2021年は少し下回り、男性が81・47歳、女性が87・57歳となりました。

1960年の男性の平均寿命は65・32歳、女性70・19歳でしたから、この間に16歳以上も延びたことになります。これは国民の健康意識の向上、医療の進歩、医療機関の努力の賜《たまもの》といえるでしょう。

男女を総合した84・52歳という平均寿命は世界1位です。性別では女性が1位、男性は3位でした。ちなみに、男性の1位はスイス、2位がノルウェーと続いています。

平均寿命とは、その年に生まれた子どもが何歳まで生きるかを示した数値です。たとえば、2021年生まれの男の子は81・47歳まで生きるだろうということです。

この先30年、病気にならない自信がありますか?

では、1968年生まれ、55歳（2021年当時）の人は何歳まで生きるのでしょうか?

それを表しているのが、平均余命です。左の表の2021年の欄を見ると、男性が28・39歳、女性が33・91歳と発表されています。これを55歳に足せばいいので男性は約83歳、女性は約90歳まで生きるということですね。

え、オレ、あと28年も生きるの!? なんて思う人もいるかもしれませんね。なぜなら、生まれた当時の1968年ごろは、約68年が男性の寿命だったからです。それが約83年に延びたのですから、そのギャップに驚くのも無理はありません。そして、この**残りの28年間をいかに幸せにすごすか。その鍵を握るのは健康**に違いありません。

日本人の主な年齢の平均余命

（単位：年）

年齢（歳）	男性			女性		
	2021年	2020年	前年との差	2021年	2020年	前年との差
0	81.47	81.56	−0.09	87.57	87.71	−0.14
5	76.67	76.76	−0.09	82.76	82.90	−0.14
10	70.70	71.78	−0.08	77.78	77.93	−0.15
15	66.73	66.81	−0.08	72.81	72.95	−0.14
20	61.81	61.90	−0.09	67.87	68.01	−0.14
25	56.95	57.05	−0.09	62.95	63.09	−0.14
30	52.09	52.18	−0.09	58.03	58.17	−0.13
35	47.23	47.33	−0.10	53.13	53.25	−0.12
40	42.40	41.05	−0.09	48.24	48.37	−0.13
45	37.62	37.72	−0.11	43.39	43.52	−0.13
50	32.93	33.04	−0.11	38.61	38.75	−0.14
55	28.39	28.50	−0.11	33.91	34.06	−0.14
60	24.02	24.12	−0.11	29.28	29.42	−0.14
65	19.85	19.97	−0.11	24.73	24.88	−0.14
70	15.96	16.09	−0.13	20.31	20.45	−0.14
75	12.42	12.54	−0.12	16.22	16.22	−0.14
80	9.22	9.34	−0.12	12.12	12.25	−0.13
85	6.48	6.59	−0.10	8.60	8.73	−0.13
90	4.38	4.49	−0.11	5.74	5.85	−0.12
100	1.91	2.21	-0.30	2.41	2.53	−0.12

注：2020年は完全生命表による。前年との差は「簡易生命表の概況」による。
厚生労働省「令和３年　簡易生命表」、「第23回生命表（完全生命表）」

03

意味がわかると怖い……「平均寿命と健康寿命の差は10年もある！」

●介護がいらない生活は、いつまで続けられる？

平均寿命が延びている今、にわかに注目を集めている指標があります。

それが「健康寿命」です。

健康寿命とは、介護を必要としない自立した生活を送ることができる年齢のことです。誰しもが寿命をまっとうするその日まで、介護と必要としないピンピンした状態でいられることを願いますよね。

しかし、現実はそうではありません。平均寿命と健康寿命の間には、男性約9年、女性約12年もの開きがあるのです。つまり、**平均して約10年は介護のお世話になるということです。**これは衝撃ではありませんか⁉

せっかく立派に仕事を勤め上げたのに、最後に要介護になって人様に迷惑をかけるなんていたたまれないと思う方や、世話をしてくれる人もお金

平均寿命と健康寿命の差

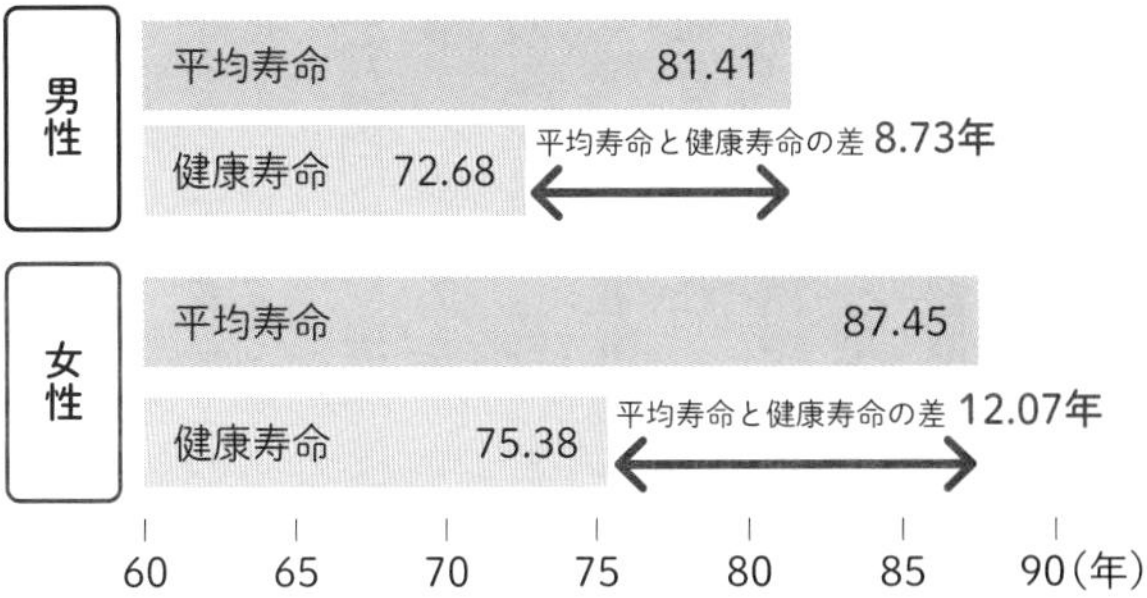

参考資料：厚生労働省　2019年健康寿命のデータより作成

65歳以上の介護が必要となった原因

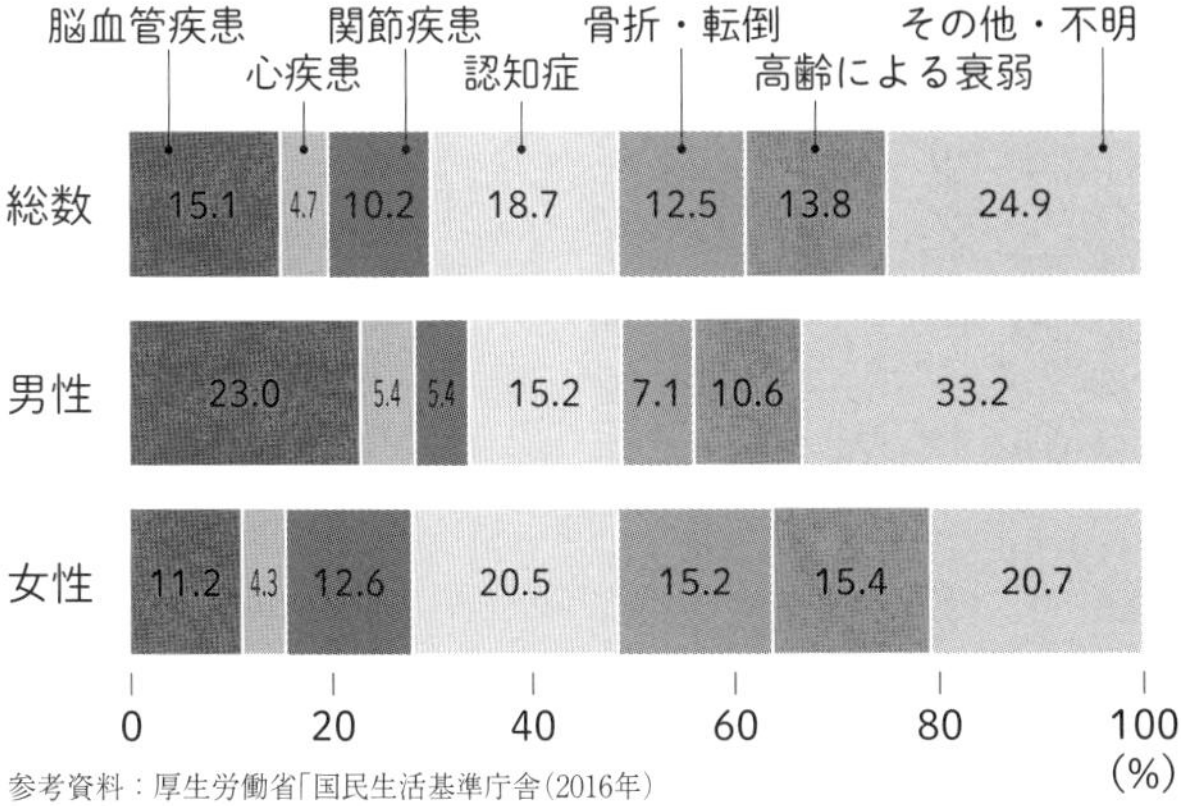

参考資料：厚生労働省「国民生活基準庁舎(2016年)
(注)熊本県を除いたものである。

もないと不安に思う方もいるでしょう。

これまで頑張ってきた分、のんびり趣味を楽しもう、と思い描いていた夢が崩れ去るのを感じる人もいるでしょう。

要介護になる主な原因も「血管病」

では、なぜ要介護になってしまうのでしょうか？

その原因は、意外にもはっきりしています。65歳〜74歳までの、いわゆる**前期高齢者が要介護になる原因のおよそ50％が脳血管疾患によるもので**す。血管病ですね。

つまり、脳梗塞や脳出血などの発作による後遺症ということ。運よく一命を取り留めたとしても、要介護人生を強いられることがほとんどです。

それが、生活習慣病を軽視して生きてきたツケというわけです。

また、動脈硬化は認知症の原因にもなります。脳への血流が十分でなければ、脳細胞が弱ったり傷ついたりして認知症を発症するのも頷けます。

04 脳出血が減って脳梗塞が急増しているワケ

●塩分摂取量が密接に関係

脳血管疾患の中でも増えているのが「脳梗塞」です。脳梗塞は、動脈硬化など血管の老化によって、脳の血管が詰まる病気です。

かつて、日本人は塩分の多い食事をしてきました。味噌、醬油、魚や魚卵の塩漬け、干物、漬け物などです。

現在の日本人が一日に摂取する塩分は約10gですが、1955年の東北地方では一日に30gもとっていたという記録があります。こうした塩分の多い食事は高血圧を招き、その結果、血管が破裂したり切れたりする「脳出血」が多くなりました。

ところが、70年代に入って食生活が西欧風になると、塩分摂取量が減りはじめ、それと呼応するように脳出血は減っていきました。

脳の血管は600㎞もある

脂の摂取量が増えるにつれ、脳出血に替わって増えてきたのが脳の血管が詰まる脳梗塞です。そして、脳梗塞の中でも増加しているのは心原性脳梗塞です。これは**心臓でできた血栓が、血流に乗って脳へ運ばれ、脳の動脈を詰まらせる**というものです。主に不整脈が原因で起こります。

人間の脳は、思考のほか、全身の運動機能、神経のコントロールなどを一手に引き受けています。

したがって、必要とするエネルギーも大量であるために、細部まで複雑に血管が入り組み、大量の血液が流れています。脳の血管だけで600㎞もあるのです。しかも、ほぼ直角に枝分かれしている部分もあります。要は、とても詰まりやすい構造になっているのです。

脳梗塞による症状は、脳のどの部分の血管が詰まるかによって異なります。主な症状に、左右どちらかの体が麻痺する運動障害、皮膚のしびれが起こる感覚障害、言語障害、視野障害、めまいなどがあります。

日本人の食塩摂取量の推移（1人一日当たり）

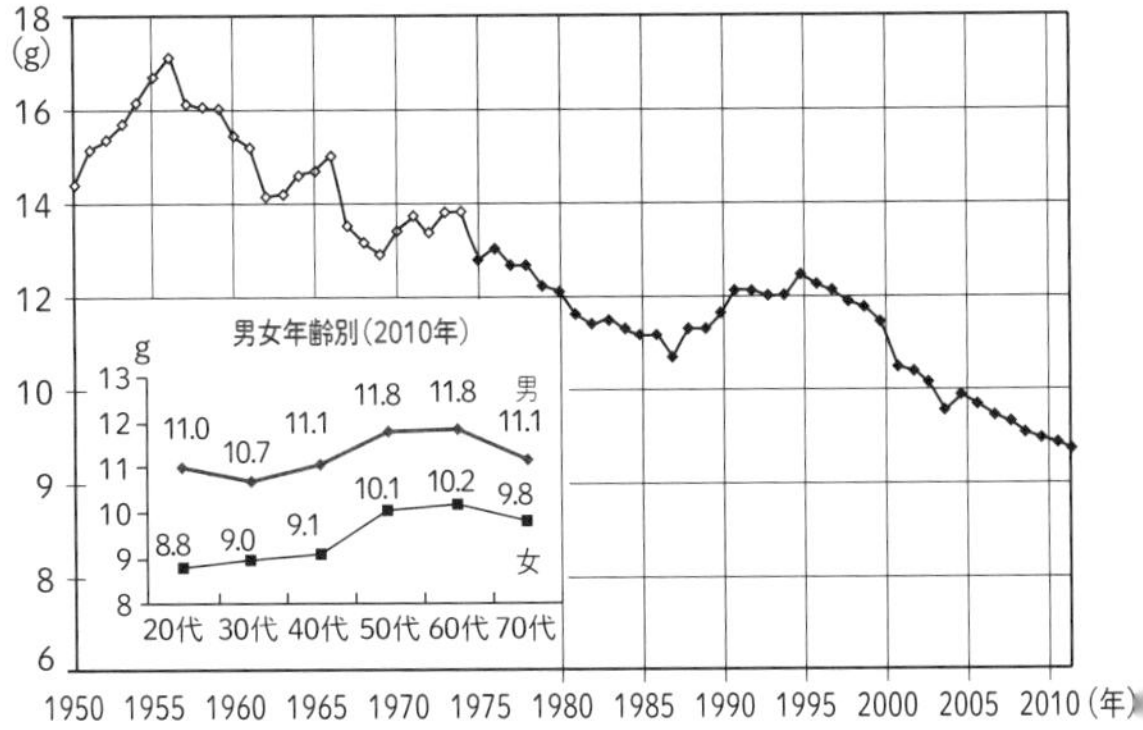

参考資料：『国民健康・栄養調査』（厚生労働省）、『食料需給表』（農林水産省）、『改訂日本農業基礎統計』（農林水産省）

脳血管疾患による死亡者数の年次推移

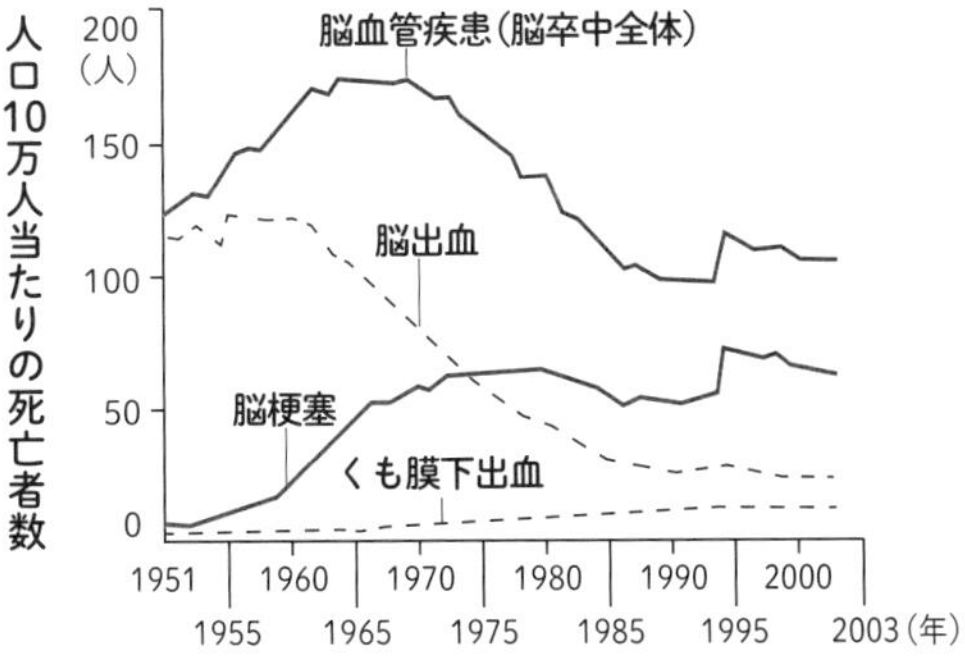

参考資料：『平成23年患者調査―傷病別年次推移表』（厚生労働省）

05

それは隠れ脳梗塞かも！知っていれば助かるサイン

●ほんの1分間の出来事への対処が生死を分ける

脳梗塞の中でも、隠れ脳梗塞と呼ばれる症状が注目を集めています。

隠れ脳梗塞とは、ほんの短い間だけ障害が現れて、またすぐに消える症状をいいます。軽いと、**ほんの1分～15分程度、長くても24時間以内**で症状は消えていきます。

これは動脈硬化ではがれた血栓が、一時的に脳の血管を詰まらせることによって起こります。血栓が消える理由は、血栓が自然に溶けて血流が回復するからです。具体的には、**しびれ、麻痺、ろれつが回らない、めまい、ふらつき、視覚障害**などの症状が起こります。ときには、かすかな症状しか出ないので、本人も気がつかないケースもあります。症状が軽いために、「きっと疲れていたせいだ」「風邪気味で熱があったからだろう」とやりす

前ぶれ発作のさまざまな症状

体の片側がしびれる

右半身あるいは左半身のどちらかにしびれが出たり、感覚が鈍ったりする。

体の片側に麻痺が起こる

左右どちらかの半身に麻痺が生じる。ペンを落としたり、コップが持てなかったり、ひじから先に力が入らないなどの異変が起こる。

ろれつが回らなくなる

急にろれつが回らなくなったり、言葉が出てこなくなったりして会話に障害が出る。口がとじなくなり、よだれが垂れるなど。

めまいやふらつきが起こる

激しいめまいに襲われ、立っているのも困難な状態に。ぐるぐる回る回転性めまいの場合と、フラフラする浮動性めまいの場合がある。

視野が狭まる

視野が明らかに狭まり、目の前の半分近くが見えなくなってしまうという症状が現れる。

物が見えなくなる

一過性黒内障といって、片方の目がかすんで見えにくくなったり、まったく見えなくなったりする。

ごしてしまうことが多いといわれています。

次はとどめのパンチがくるかもしれない

隠れ脳梗塞は、気のせい、疲れのせいなどと軽視されがちですが、実に30％の人が5年以内に重度の脳梗塞を発症したというデータがあります。軽い症状ですんだのは非常にラッキーだったのであり、いつチャンピオンのKOパンチが直撃するかわからないのが現実です。

もしも、隠れ脳梗塞を自覚したら、神経内科や脳神経科を受診してCT検査、MRI検査を受けましょう。

また、ご家族が予兆を発見することも多くあります。**脳梗塞には前兆があり、それが出たら当日に受診をしないといけないことを家族も知っておくことが大切です。**

万が一、脳梗塞で倒れたら時間が勝負です。迅速に救急車を呼ぶことで助かる率が上がります。できれば脳卒中診療医がいる病院がいいでしょう。

06 助かる道はある。それが血管の若返りだ!

●血管内皮は2年半で新しく入れ替わる

ここまで血管病の怖～い話ばかりしてきました。

ですが、「もう私はダメだ。突然死、要介護にまっしぐらだ……」などと落ち込むのは早すぎます。明るい希望が持てる話をしましょう。実は、私たちの健康を司る鍵でもある**血管は、若返る**のです。

それは皮膚が新しく再生する仕組みである「ターンオーバー」に似ています。**古くなった血管の内皮細胞は、約1000日で新陳代謝によって新しくなります。**つまり、2年半くらいで生まれ変わるわけです。また、傷ができた血管も傷口を治して元通りになります。

この力を使えば、一度、老化した血管も再び弾力を取り戻せるのです。

血管年齢を計測するのもいい

血管内皮は、良質のたんぱく質やコレステロールを材料にしてつくられます。だから、心がけたいのは、第2章で解説する健康的な食生活、そして新陳代謝を活発にする定期的な運動です。

また、**せっかく良質のたんぱく質をとっても、血圧や血糖値を改善しなければ、若返りの効果は上がりません。**全般的な生活習慣の改善こそが唯一の道なのです。

ところで、血管年齢は正確に計測できることをご存知ですか？

左右の上腕と左右の足首の血圧を同時に測ることによって、血管のしなやかさ、すなわち血管年齢が計測できます。

若い血管ほどやわらかくよく広がるので、脈が伝わる速度が遅く、老化してカチカチになった血管は、脈が伝わるスピードが速くなります。

この検査を**ＰＷＶ（脈波伝播速度）**といいます。検査費用も3割負担の場合、1000円程度ですので、一度、調べてみてはいかがでしょうか。

血管は新陳代謝で若返る

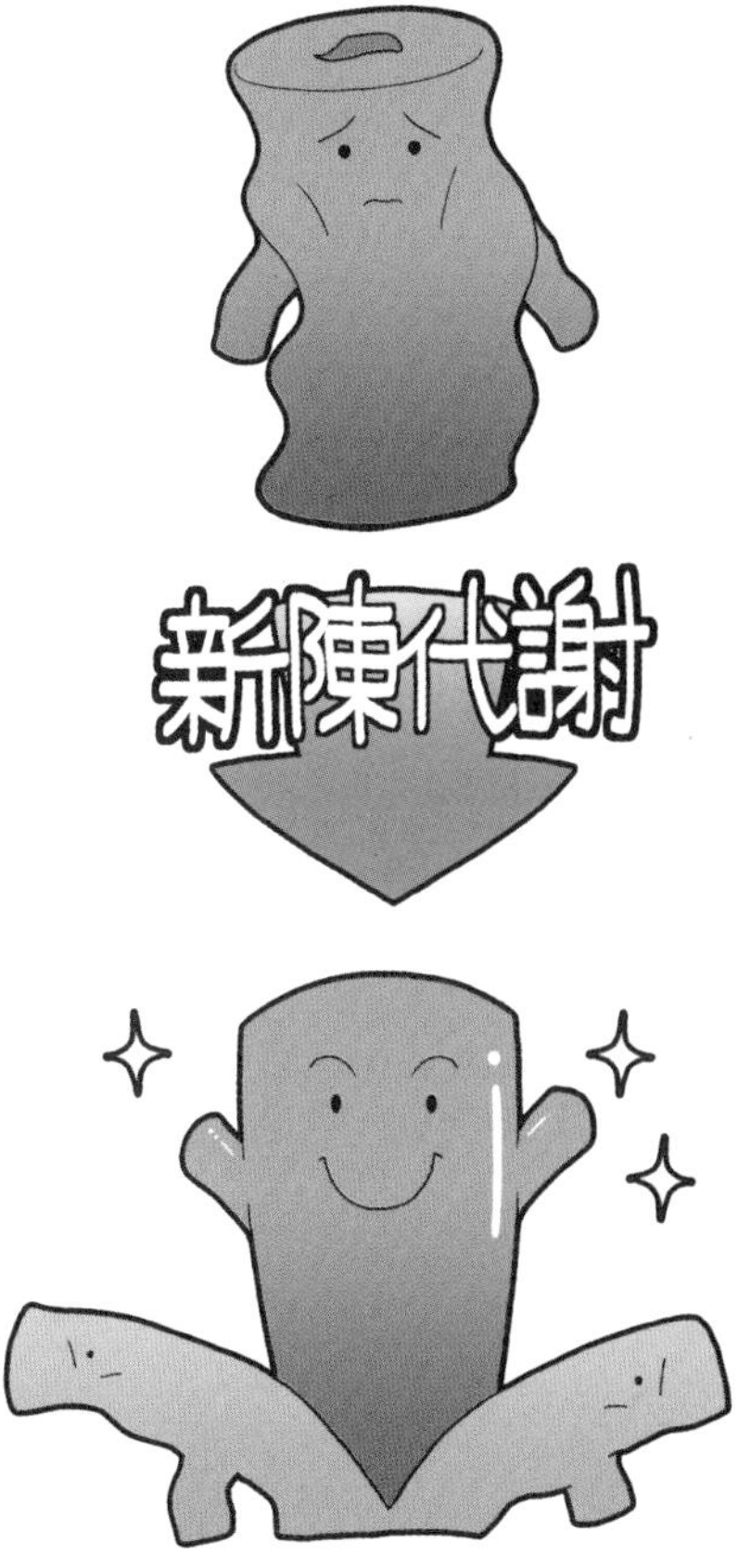

07 知らないではすまされない!? 血管クイズ❶

●血液の質が大事か？　血管の質が大事か？

さて本書では「血管」の健康を保つさまざまな方法をご紹介していきますが、その理解をスムーズにするために、ここでみなさんの血管と血液に関する知識を確認してみましょう。

次の問いの答えは、◯でしょうか？　×でしょうか？

「❶血管は血液が流れる管であり、血液の状態が大切だ」

いかがですか？　血液は、摂取した食物から得られる栄養分や呼吸から得られる酸素を体の隅々に運ぶ役割を果たしています。さらに、生命活動を行なう中で生まれる老廃物を、腎臓に運ぶのも血液の仕事です。血液は

健康な人と不健康な人の血管

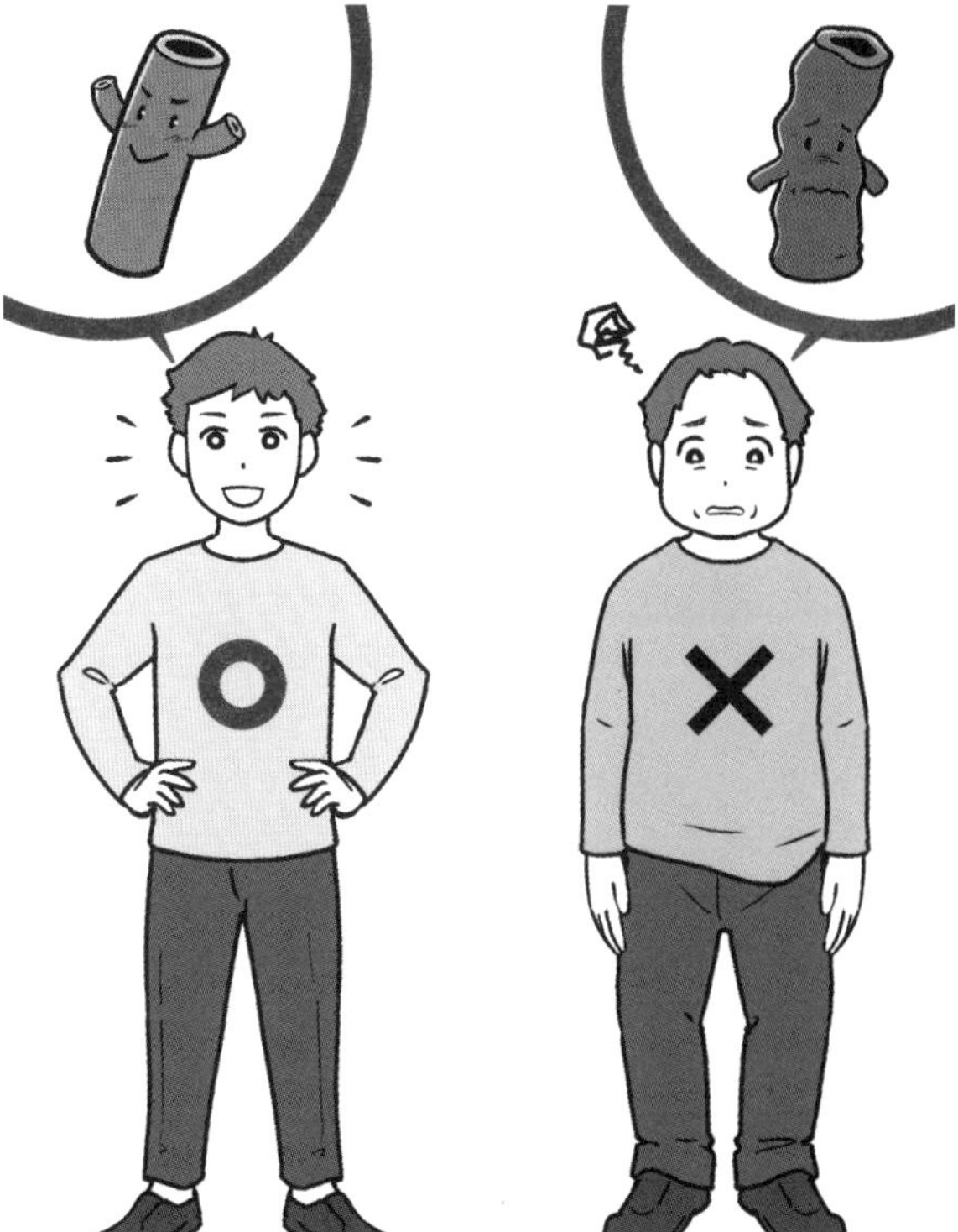

サラサラとしていて勢いよく流れているのが健康な状態です。

逆にドロドロ、ネバネバとした粘着質になると、流れが悪くなり、さまざまな病気の原因になります。

したがって、答えは◯だと思えますね。

でも実は、少々違うのです。

確かに、血液の状態は大切ですが、それを流す「血管」というクダが弾力性に富んでよく伸び縮みして血液を送り出すポンプの動きをしっかりしてこそ、血液は全身にいきわたるのです。

心臓が押し出す力だけでは、体の末端にまでは届きません。

また、血液の状態は、血管の「内皮」の状態と密接な関係があります。

ブヨブヨのプラークという膿が血管内にできたり傷がついて出血したり、すると、血液の状態はとたんに悪くなってしまうのです。

血管の健康状態は血液と同様に大切。したがって❶の答えは×です。

次の5問は全問正解なるか!?

08 知らないではすまされない!? 血管クイズ❷

●血液が体内をめぐるスピード、距離、役割

では、２問目はどうでしょうか？

「❷一人の人間の血管をつなぎ合わせると1000kmになる」

心臓につながる大動脈は、心臓や頭、腕、腹、腎臓など、各器官に血液を送るために冠状動脈、腕頭《わんとう》動脈、腹腔《ふくくう》動脈、腎動脈などに枝分かれして体中をめぐっています。

それぞれの動脈は、さらに細い血管となって組織の中に入り込み、栄養分のやり取りを行ないます。そのあと、多くの静脈を経て大静脈にまとまり、心臓へと戻ってきます。

成人の血管をつなぎ合わせて**1本にすると、**なんと10万km、地球を２周半する長さになります。裂いて広げれば東京ドーム６個分の広さにもなり

ます。したがって答えは×です。

では、これは○でしょうか？　×でしょうか？

「❸血液は1時間ほどで体を循環する」

これほどの長い血管ですから、心臓から押し出された血液が体内をめぐってまた戻ってくるまでには、1時間くらいはかかりそうなもの。しかし、実際には、**たった40秒～1分で心臓に戻ってきます**。だから、答えは×。私たちが考える以上のハイスピードで血液は流れているのです。

次はどうでしょう？　○でしょうか？　×でしょうか？

「❹脳梗塞は脳の病気である」

「当たり前だろう！」と思う人もいそうですが、意外にも（？）答えは×。**脳梗塞は、脳を走る血管が詰まる病気です。**ほかに、くも膜下出血、脳出血、心筋梗塞など、突然死を引き起こす病気は血管病に分類されます。

健康な血管と老化した血管

健康な血管

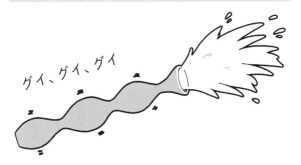

不健康な血管

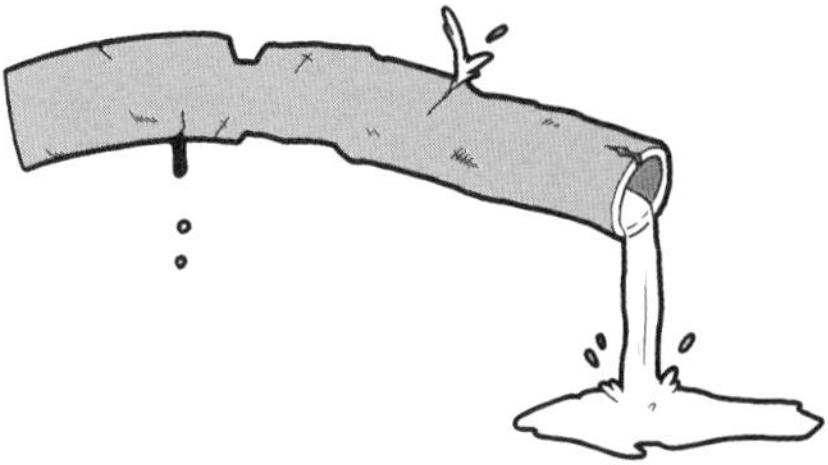

元気な血管は、弾力があり、平滑筋の働きで血液を先へ先へと力強く送る。
老化した血管は弾力を失い硬くなる。柔軟さがないために血圧も高くなる。

5つ目の質問です。◯でしょうか？　×でしょうか？

「❺血管は、硬くて厚くて強いほうがいい」

丈夫な血管は、硬くて厚くて強いというイメージがあるかもしれませんが、**実際には「しなやかで薄く、弾力のある血管こそが若くて健康な血管」**です。これはこの後、くわしく解説していきます。だから第5問の答えも×です。

さて最後の質問です。◯でしょうか？　×でしょうか？

「❻血管は臓器である」

答えは◯です。

血管には平滑筋という筋肉があり、血液を体中に送り出す仕事をして、心臓をサポートしています。また、組織との間で栄養分や酸素、老廃物の受け渡しに重要な役割を果たしています。**血管は立派な臓器**、そして、広げれば、**人体の中で最大の臓器**なのです。

09 血管は三層構造。重要なのは血管内皮

●内皮細胞は、糖や赤血球などと接している

血管のつくりはどうなっているか、効率よく血管を若返らせるために知っておきましょう。まずは動脈から見ていきましょう。動脈とは、心臓から全身の各器官に向かって血液を送り届ける血管のことをいいます。

動脈の血管壁は、外側から**外膜**、**中膜**、**内膜**の三層構造になっています。外膜は血管を守る保護層、中膜は平滑筋細胞などで形成され、血管の拡張と収縮に関わっています。そして、内膜は薄い繊維成分である内弾性板と内皮細胞からできています。

この中で最も重要なのが、内皮細胞です。

内皮細胞は血管壁の最も内側にあり、血液と常に接しています。したがって、血液の状態が悪くなれば、真っ先に傷つくのが内皮細胞なのです。

このあとに解説する動脈硬化も、内皮細胞の異常が原因で起こります。

毛細血管は直径0・01㎜

静脈は、**全身の各器官から心臓に血液を戻す血管**のことです。

主に、体の表面近くを通っています。静脈も動脈と同じ三層構造ですが、中膜が動脈よりも薄くなっています。

動脈は全身の各器官に血液をしっかり送り出すために、強く収縮する必要があるので平滑筋がモリモリと発達していますが、静脈はその必要がないので薄いのです。

また、**静脈には血液が逆流しないための弁がついている**のも特徴です。

毛細血管は、一層の内皮細胞とそれを覆う基底膜からなり、部分的に内皮細胞があるだけの単純な構造です。

直径は5〜10㎛《マイクロメートル》（0・005〜0・01㎜）と細く、網の目のように組織に入り込んで、栄養・ガス・老廃物の交換作業を行なっています。

動脈の内部

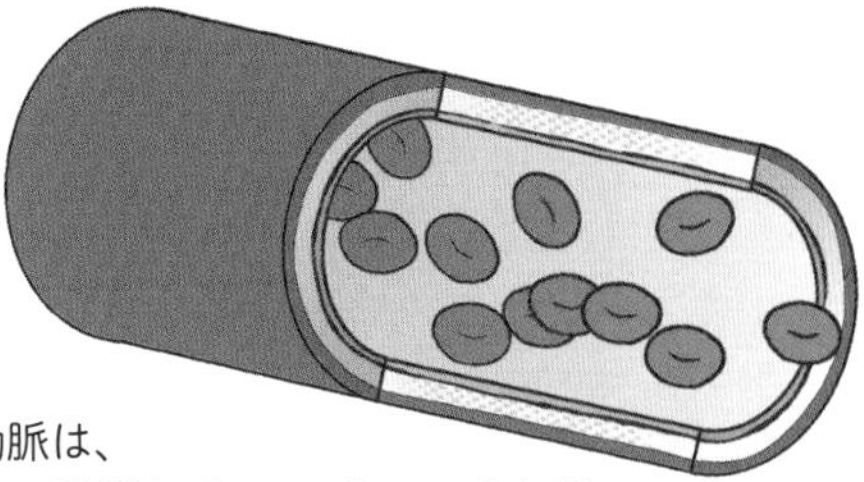

健康な動脈は、
自律神経の影響を受け、ストレスや気温や体温の変化などに応じて伸縮しながら血液をスムーズに送っている。

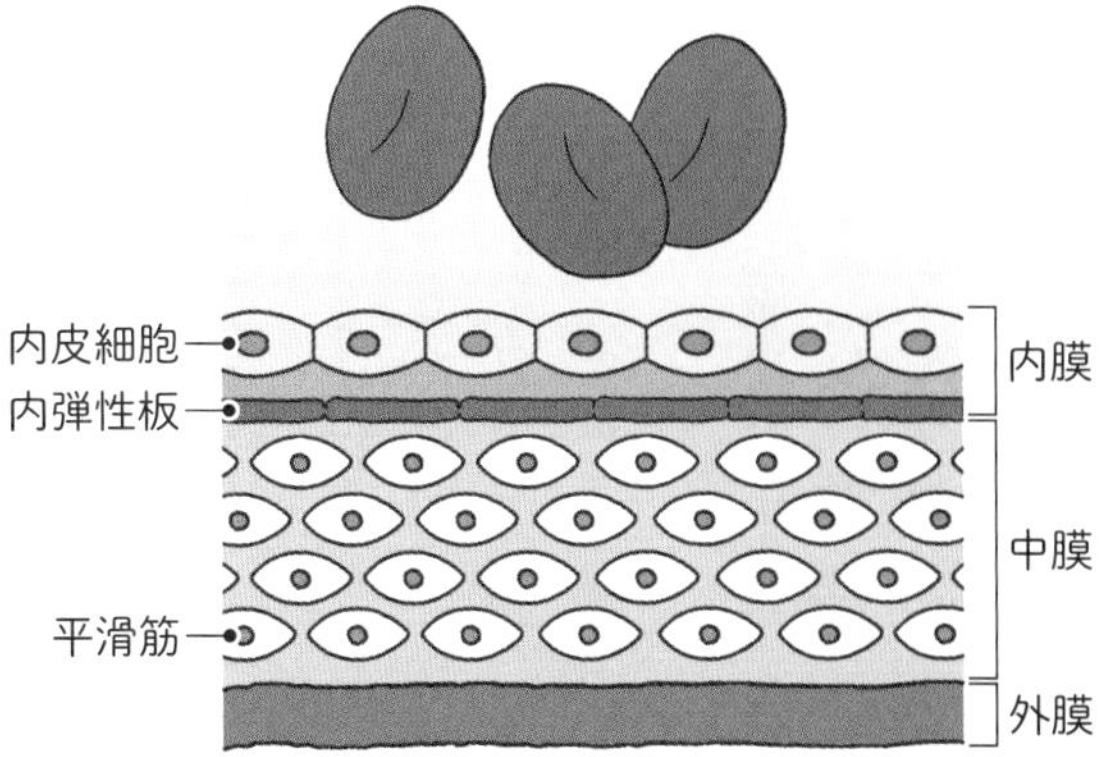

動脈は外膜、中膜、内膜の三層構造になっている。血液と直接接する内皮細胞が老化したり、血管内を流れる糖によって傷ついたりすると動脈硬化の原因になる。

10

動脈は過酷な労働者。一日10万回も収縮するから傷みやすい

●動脈硬化はあるけど静脈硬化はないのは、なぜ？

動脈硬化とはいいますが、静脈硬化とはいいませんね。なぜでしょう？　心臓の左心室から送り出された血液は、その勢いで動脈をグワッとふくらませます。そのときにかかる強い圧力が「収縮時血圧」、または「上の血圧」といいます。「収縮時」とは、心臓の左心室が収縮しているとき、という意味です。

収縮した左心室はすぐに拡張し、次の血液を吸い込みます。このときに動脈につながっている弁が閉じて、血液が逆流しないようになっています。

一方の動脈は、平滑筋の力で血液を送り出し、次の血液が出てくるのを待っています。この圧力がかかっていない状態が「拡張時血圧」、または「下の血圧」です。

上の血圧と下の血圧

上の血圧（収縮時血圧）

●心臓が縮んだ場合

左心室が収縮すると、左心室と大動脈との間にある大動脈弁が開き、心臓から血液が送り出される。このときに血管の壁にかかる圧力が「上の血圧」。大動脈は弾力性があり、ふくらむことで血圧を逃がすことができる。

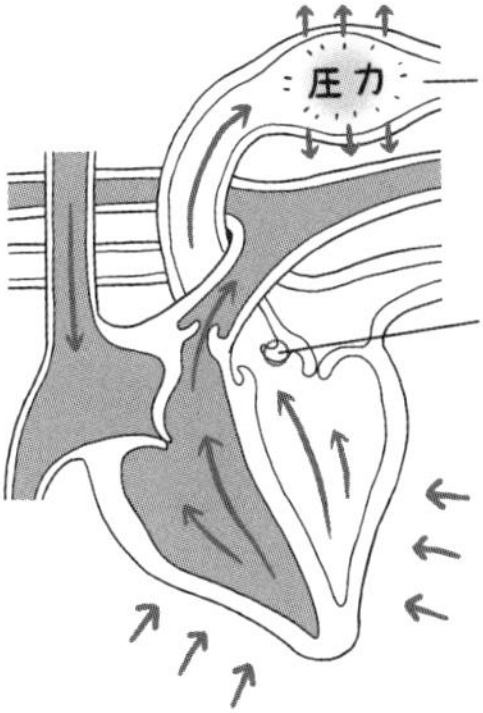
大動脈がふくらむ
大動脈弁
左心室が伸縮して血液を送り出す

下の血圧（拡張時血圧）

●心臓が拡がった場合

全身を回った血液が心臓に戻ってくる――すると、一時的に血液をためこむために心臓はふくらみ、大動脈弁が閉じて血液の逆流を防ぐ。このとき血管の壁にかかる圧力が「下の血圧」。

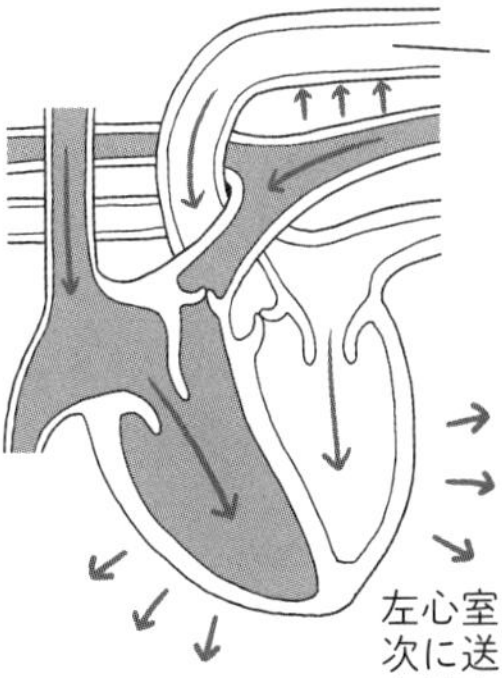
大動脈の壁にかかった圧力は元に戻る
左心室が拡張して次に送り出す血液をためる

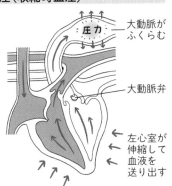

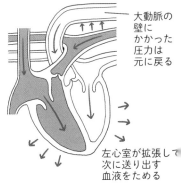

心臓が拍動するたびに、動脈は拡張・収縮を繰り返しています。

血管が老いるとどうなるか？

健康な人は、上の血圧が120㎜Hg（ミリメートル・水銀）ほど。これは比重の重い水銀を12㎝持ち上げる強さという意味です。水に置き換えると170㎝に相当します。そう、ほぼ大人の人間の身長分の高さを持ち上げる力があります。下の血圧は、健康な人なら、だいたい80㎜Hg以下です。

そして、心拍数が1分間に70回だとすると、一日に約10万回。動脈は毎日、これだけの圧力を受けているのです。

この過酷な仕事に動脈が疲れてくると、血管が硬く厚ぼったくなり、最終的にはカチカチに硬くなっていきます。硬くなれば、心臓から大量の血液が送られてきても血管が広がらなくなります。それで血圧が高くなるのです。

静脈には、この圧がかからないので、硬化しにくいというわけです。

11 動脈硬化が起こると脳梗塞が起こる。負の連鎖を断ち切るには？

●上の血圧、下の血圧をチェックしよう

ただでさえ過酷な仕事をしている動脈ですが、血圧が高くなると、さらに状況が厳しくなります。

中等度高血圧の基準値が１６０㎜Hgであり、重症ではない、この中等度でさえも、正常な人の30％増しの圧力を絶え間なく受けていることになります。いくら働き者でも、これはたまりませんね。

さらに、血糖値やコレステロール値が上がって血液がドロドロになると、血管内皮が受けるダメージはますます大きくなります。強いダメージを受けた血管内皮は、耐えきれずに傷つき、炎症を起こしやすくなります。

血管内皮にできた傷に、血液中の脂質（ｓｄＬＤＬコレステロール、１７４ページ参照）が入り込み、やがて**プラーク**と呼ばれる柔らかいこぶ

ができます。道路の幅が狭くなれば車が通りにくくなるように、こぶができたために血管内は狭くなり、詰まりやすくなります。

こうしたメカニズムで起こる血管のトラブルを「動脈硬化」と呼びます。

静脈には起こらず、動脈にだけこれが起こるのは、動脈が常に強い圧力を受けて、しょっちゅう傷ついているからです。

また、こぶであるプラークは、ブヨブヨとして軟らかく、不安定で破れやすい性質です。これが何かの拍子に破れると、血小板が集まってきて、かさぶたを形成します。このかさぶたがはがれて血流に乗って遠くまで流されていき、脳や心臓の細い血管に詰まるのが**「塞栓症」**です。

脳の血管が詰まると脳梗塞、心臓の血管が詰まると心筋梗塞というわけです。

ところで、プラークはブヨブヨしてやわらかいのに、なぜ動脈硬化と呼ぶのか？　と疑問に思った方もいるでしょう。

それは、傷ついて炎症を起こした内皮が硬く固まるからです。

動脈硬化はこうして起こる

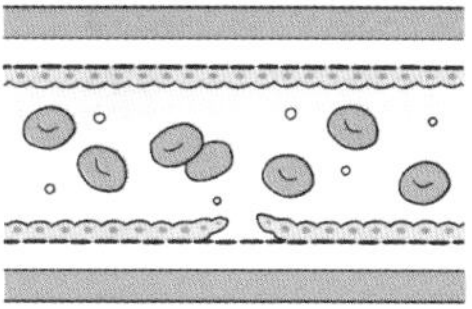

❶高血圧、高血糖が続くと血管内皮に傷がつく。傷口から脂肪が浸入。

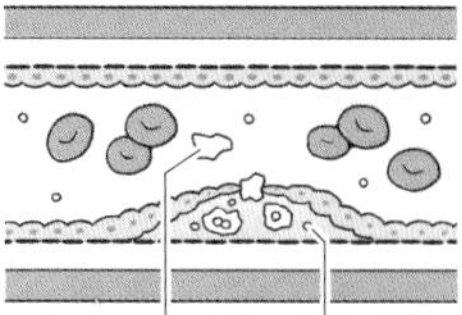

❷マクロファージが脂肪を食べ、泡沫細胞が増加する。

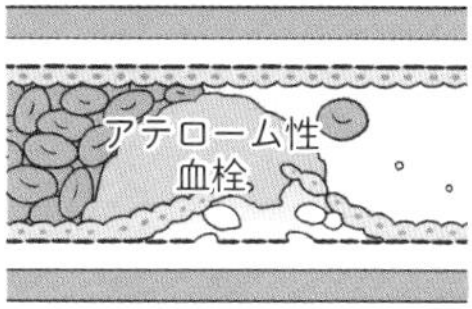

❸集まった血小板が固まり、血栓となる。この血栓が大きくなると、脳や心臓の血管を塞いで梗塞を起こす。また、血栓がはがれて流されていくと、脳や心臓などの塞栓症を引き起こす。

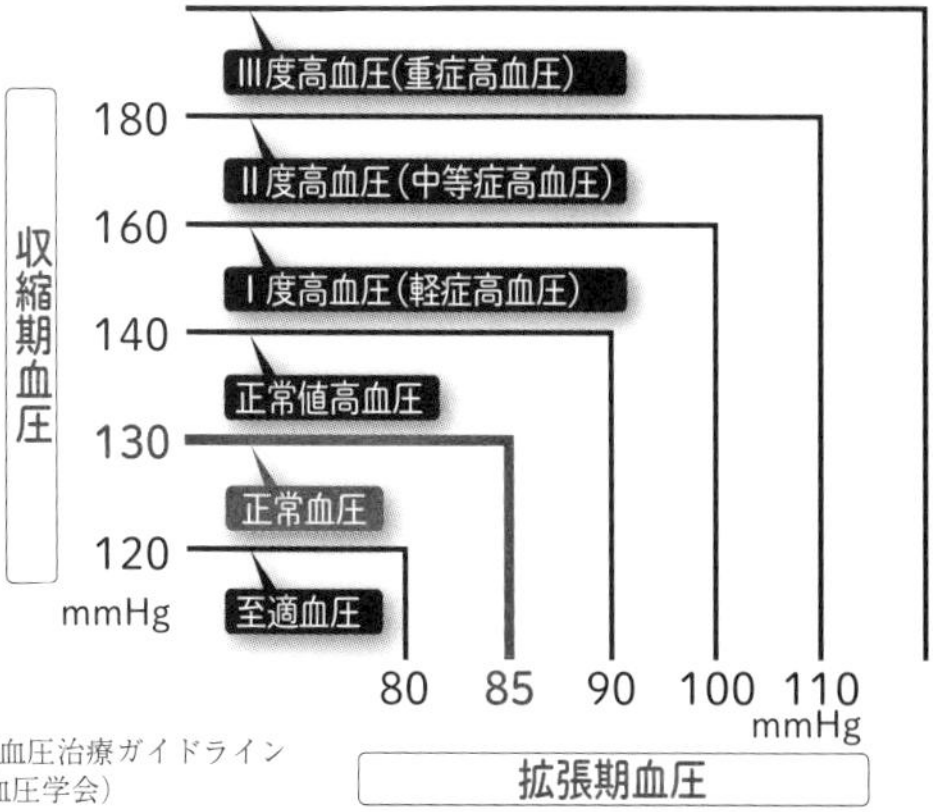

参考資料：『高血圧治療ガイドライン2014』(日本高血圧学会)

12 エコー検査なら自分の動脈硬化が画像ではっきりと見える!

●3㎜以上のプラークがあったら危険

動脈硬化によるプラークは、実は画像ではっきりと見ることができます。

それが、**頸動脈超音波（エコー）検査**です。

診察台に横になって首筋にある頸動脈に超音波を当てると、血管の厚みが0・1㎜単位で正確に画面に表示されます。身に覚えのある人は、検査結果を聞くときは、まさに裁判の宣告を受けるかのような気分になるでしょう。

健康な人の内膜と中膜の厚さは0・7㎜以下です。これが、プラークができて**3㎜以上に盛り上がると、「血管の狭窄《きょうさく》が始まっている」**と診断されます。

それを放置しておくと、血管内はさらに狭くなって、最悪の場合、閉塞

頸動脈超音波検査

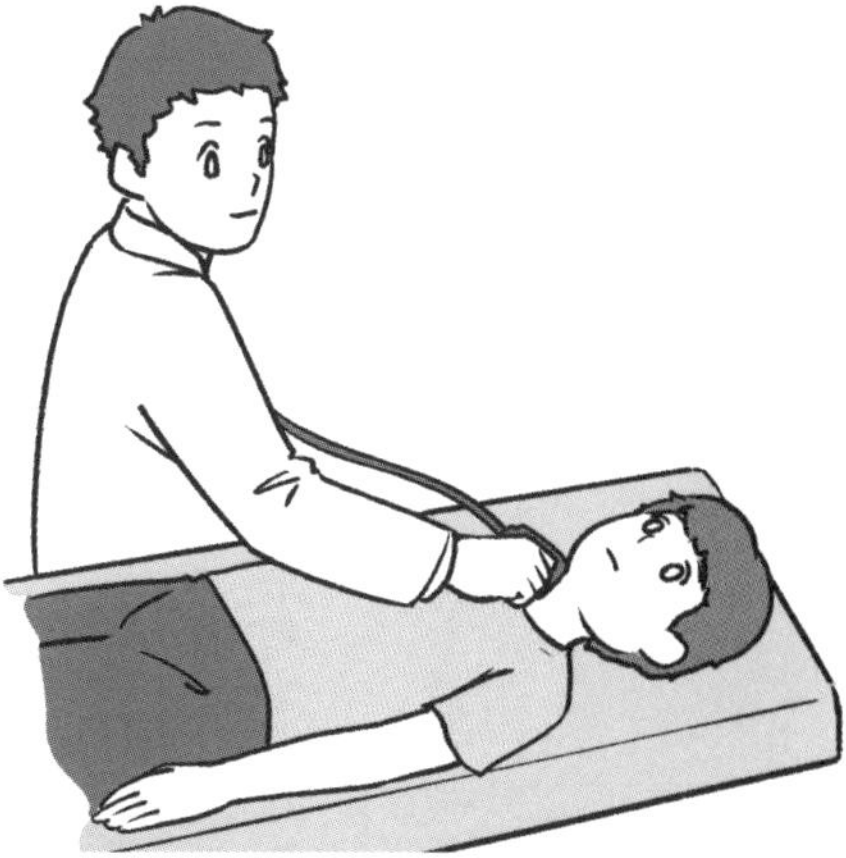

血管のエコー画像

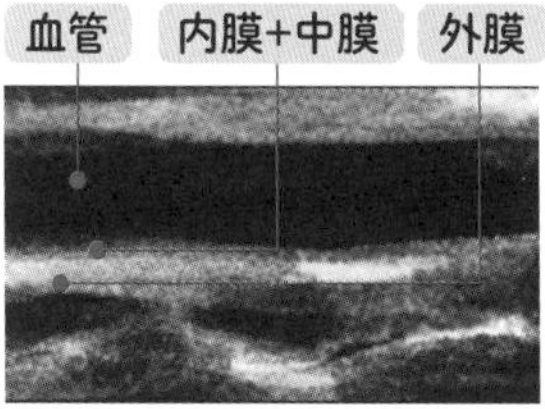

プラークのないきれいな血管。頸動脈の状態から体全体の動脈の様子が推測できる。

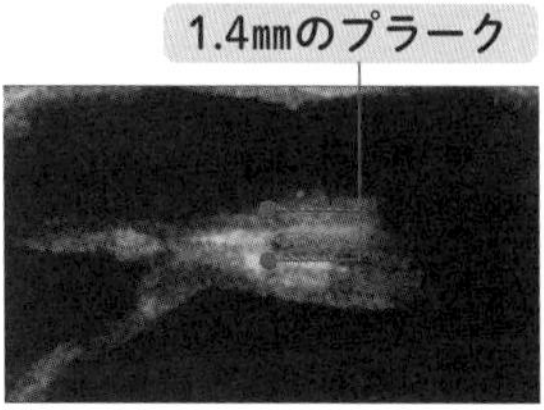

1.4㎜のプラークが見える。動脈硬化の初期症状。この段階で発見し、対処できたら御の字。3㎜ぐらいまで大きくなると血流に障害を与える。

してしまう恐れがあります。もちろん、脳梗塞や心筋梗塞の危険性も非常に高まります。

頸動脈検査ですべての血管の状態がわかる！

頸動脈は、首の左右に2本ずつある太い動脈です。

脳は多くのエネルギーを消費するため、頸動脈には大量の血液が流れています。しかも、重力に逆らって真上に血液を送っているわけですから、必要とされる平滑筋の収縮力も最大級となります。

頸動脈超音波検査の結果から、ほぼ全身の血管の状態をうかがい知ることができます。

つまり、頸動脈に大きなプラークがいくつも発見されれば、臓器の中の毛細血管もまた、同様に詰まったり切れたりしている可能性が高いといえるのです。

13 血糖値が高まると血液はジャムのようにベトベトしはじめる

●だから毛細血管は詰まりやすい

高血圧と並んで動脈硬化の原因となるのが、「高血糖」です。

血液中の赤血球はマイナス電気を帯びていて、お互いに反発してくっつきづらい性質があります。

ところが、血液中の糖分が高くなると、ベトベトしてきて赤血球同士をくっつけやすくします。雪だるま式に大きくなった赤血球の塊は、血流を悪くし、血管を詰まりやすくしてしまいます。特に極細の毛細血管は詰まりやすく、さまざまな障害の原因になります。

高血糖は血管の弾力を失わせる

高血糖が引き起こすトラブルは、もうひとつあります。

血管壁は、コラーゲンという線維状のたんぱく質でできています。このコラーゲンがクッションの役割を果たし、血管が切れたり硬くなったりすることを防いでいるのです。

ところが、血管内の血糖値が高くなると、余分な糖がコラーゲンに付着してAGEという物質を作ります。**AGEが増えていくと、コラーゲンの弾力性が失われていきます。**これが動脈硬化の原因となるのです。

47ページの動脈硬化のメカニズムで、血管内皮の傷から脂質が入り込むと解説しました。この脂質こそが、**「酸化した悪玉コレステロール」**です。悪玉コレステロール値が基準値より高くなる脂質異常になるとプラークができやすいのはこのためです。

「高血圧」「高血糖」「脂質異常」が、いかに血管を痛めつける悪役であるか、理解していただけたでしょうか。

この三悪人こそが、生活習慣病の首領といえます。そして逆にいえば、生活習慣病とは血管病のことなのです。

血管が詰まる仕組み

健康な血液

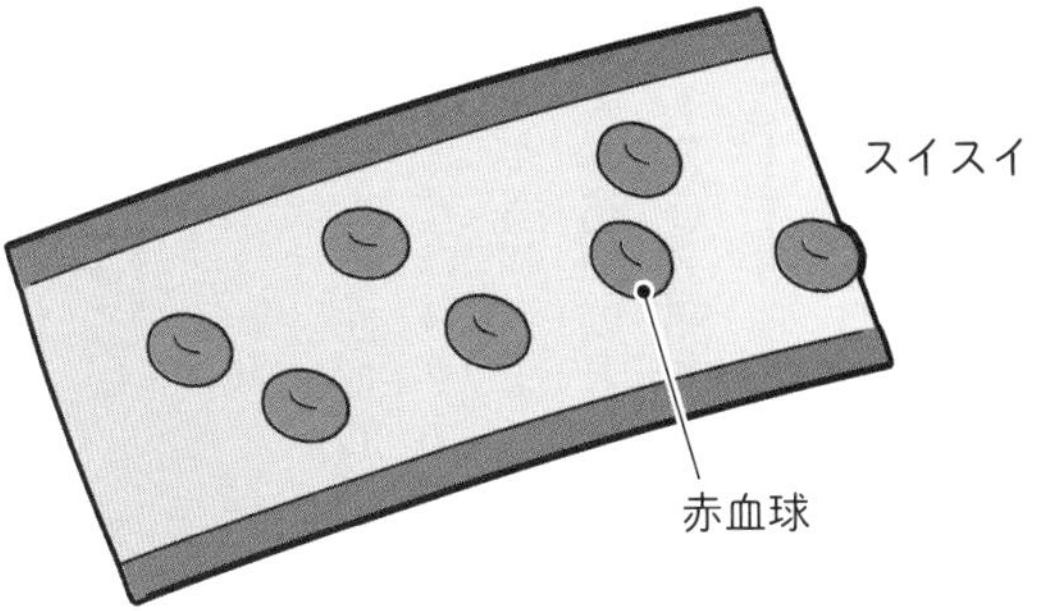

血糖値の高い血液

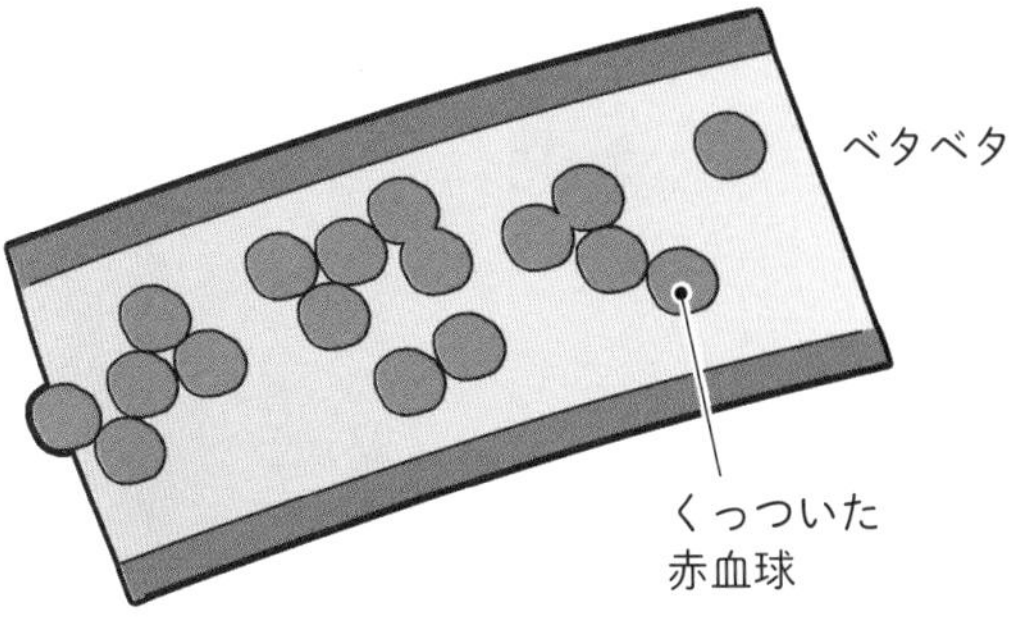

赤血球同士がくっつくと血管が詰まる原因となる。

14

見た目だけの問題ではなかった！こういうわけで、メタボはダメ

●危ないメタボの基準はこれだ

生活習慣病の本性が血管病だと判明したところで、メタボとの関係を整理してみましょう。メタボは、メタボリックシンドロームの略で、次のような判定基準があります。

1. ウエスト85cm以上（男性）、90cm以上（女性）
2. 血圧130／85mmHg以上
3. 血糖値110mg／dl以上
4. 中性脂肪150mg／dl以上または、
   HDL（善玉）コレステロール40mg／dl未満

1を満たしたうえで、かつ、2〜4のうち2つ以上に該当すれば、あなたは立派なメタボです。2〜4は前項で確認したお馴染みの三悪人ですね。

2つの肥満のタイプ

洋なし型肥満

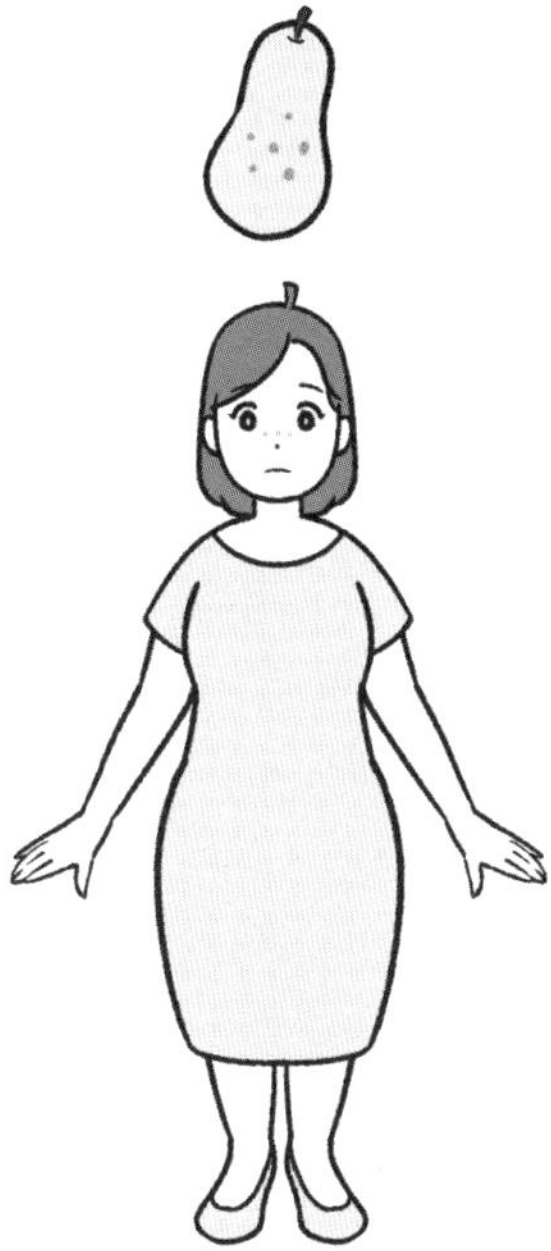

女性は皮下脂肪がつきやすいため、下半身が太くなる洋なし型肥満が多い。皮下脂肪には内臓を外界からの衝撃などから守る働きがある。

りんご型肥満

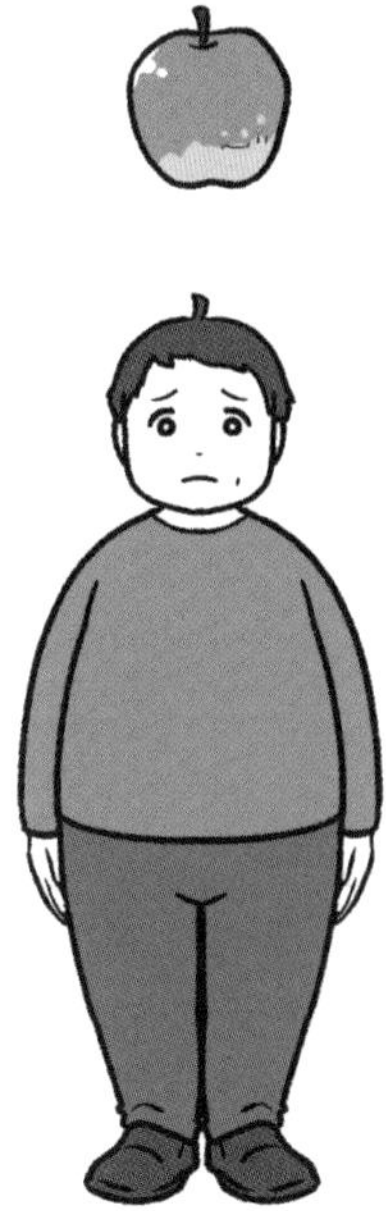

男性は内臓に脂肪がつきやすいため、お腹がぽっこり出るリンゴ型肥満が多い。内臓脂肪はインスリンの働きを阻害し、糖尿病の遠因となる。

内臓脂肪はインスリンを阻害する

では、**1**の肥満は、生活習慣病とどう関係しているのでしょうか？

脂肪はお尻や顔など、全身のいろいろな場所につきますが、**内臓についた脂肪は、インスリンの働きを阻害することがわかっています。**

インスリンは、血糖値を下げる唯一のホルモンです。糖尿病を防ぐ唯一の命綱ともいえるホルモンです。この働きが邪魔されては糖尿病の人はたまりません。

また、男性は「内臓脂肪」がつきやすく、女性は「皮下脂肪」がつきやすい傾向があります。体型でいうと、ぽっこりとお腹の出た男性のリンゴ型肥満のほうが、内臓に脂肪が多く、危険度が高いのです。

危険因子はひとつ増えるごとに「健康リスクが3倍の相乗になる」と考えられています。

つまり、肥満に高血圧だと3×3で9倍のリスク。さらに高血糖だと、3×3×3で27倍というわけです。メタボには注意です。

15 リスク3倍！煙草の快感が血管を傷つける

●煙草は有害物質の塊だから、即やめよう

メタボの判定基準には含まれていませんが、「高血圧」「糖尿病」「脂質異常」と並んでもうひとつ、血管を傷める極悪の要素があります。

それは「煙草」です。

煙草はニコチン、タール、カテコールアミンなどを含み、有害物質の塊のような嗜好品です。ですから煙草にも**「リスク3倍の相乗の法則」**が当てはまります。「肥満」「高血圧」「高血糖」「脂質異常」「喫煙」の五悪人がそろうと、なんと危険度は243倍にもなる計算です。

煙草がもたらす〝快感〟の正体は、交感神経への刺激です。交感神経が強く働いて緊張した状態になるために、眠気がとれて頭がスッキリしたような気分になるのです。

しかし、それは裏を返せば、血管をむりやり収縮させている、といえます。煙草を吸ったときのあの**クラ〜ッとする感じは、脳や心臓の血管がギュッと縮んで、一時的に血流が不足するために起こる**わけです。

その行為は、働き者の血管にさらなる無理を強いていることにほかならず、いたずらに血圧を上げています。また、煙草はコラーゲンをボロボロにすることがわかっています。血管壁はコラーゲンでできていましたね。煙草は血管の老化、すなわち動脈硬化の主因といえます。

きっぱり禁煙するのが一番

煙草は、受動喫煙も大きな問題です。職場や公共の場では禁煙が一般的になりましたが、家庭では本人の意識以外に防ぐ手だてがありません。同居する家族の健康も十分に考えてあげましょう。

禁煙に失敗する人は、まず本数を減らそうとします。それは無駄な努力です。心を鬼にして、今日からゼロを実践してください。

16 いつまでも若い血管を維持するキーワードは「NO」

●「NO」は、体内で作られる血管若返り物質

血管の若さ、しなやかさを維持する決め手として注目を集めているのがNO《エヌオー》（一酸化窒素）という物質です。

これはアミノ酸を原料に体内でつくられ、血管内皮から分泌されることがわかっています。

血管を広げる働きは、このNOの量によって決まり、NOが豊かに分泌されると、動脈が拡張して血流がスムーズになります。これは血圧を下げる効果に直結します。

また、血管の中にこぶや炎症、血栓ができるのを防ぐ働きもあり、まさに動脈硬化防止の救世主といった存在。

NOが十分に出ていれば、いつまでも血管の若さを保てるのです。

逆にいえば、現代人に動脈硬化が多いのは、NOの分泌が少ないからだと考えられます。

ふくらはぎの運動がおすすめ

NOは、体内に活性酸素が増えると産生が減ります。血管内細胞を傷つける煙草や糖尿病は、活性酸素を増やす原因のひとつです。

逆にアミノ酸と抗酸化物質（ビタミンC、ビタミンE、カロチノイド、ポリフェノールなど）が増えるとNOの産生は増えていきます。

また、**NOは、運動をすることでも産生量を高めることができます。**

どんな運動がよいかというと、**息の上がらない程度のゆるい運動と、ストレッチの組み合わせです。**ハードで汗をダラダラかくような運動は逆に、血管を傷めるので、やめましょう。刺激するといいのは、下半身、特にふくらはぎです。

座っている時間が長い人は、1時間おきに左記の運動をしてください。

ふくらはぎ体操

どちらも朝、昼、夜に各２分間ずつ行ないます。

立ったまま、血管若返りＮＯ体操

❶足を軽く開いて、机や椅子に手を置いて体を安定させる。ひざは曲げないで、ゆっくりとつま先で立つ

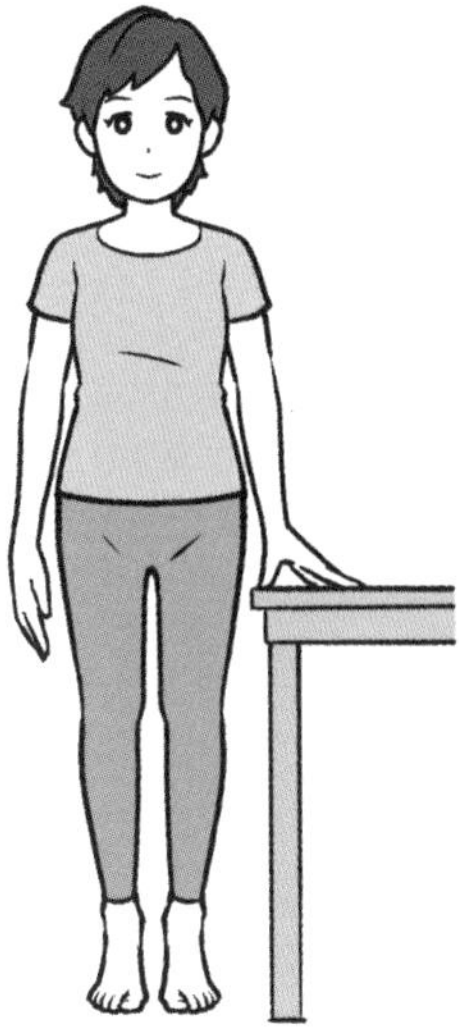

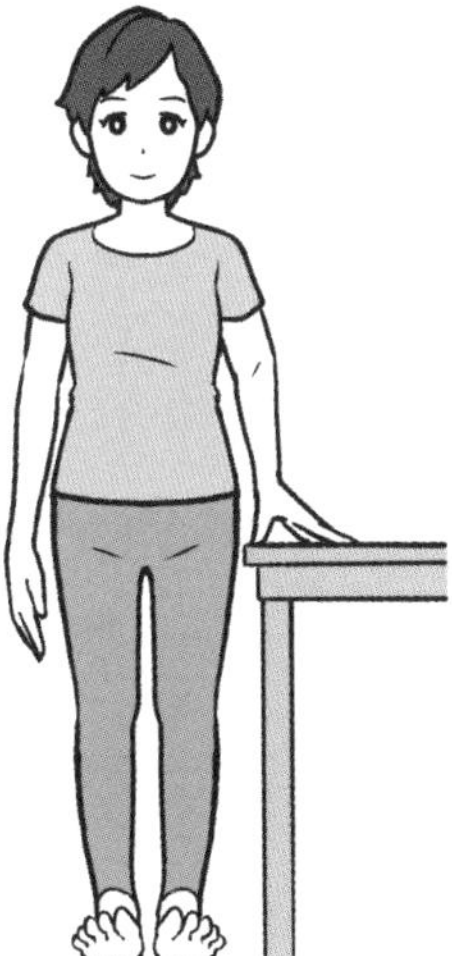

❷かかとを下ろしたら、次はつま先を上げてかかとで立つ

❶〜❷を繰り返す

座ったまま、血管若返りＮＯ体操

❶ひざをまっすぐ伸ばして座り、両手で上半身を支える。つま先を体から遠ざけるように、足の甲やすねの前側を伸ばす

❷つま先を体のほうに引き寄せて、ふくらはぎを意識して足の後ろ側を伸ばす。椅子に座って行なう場合も同様にする

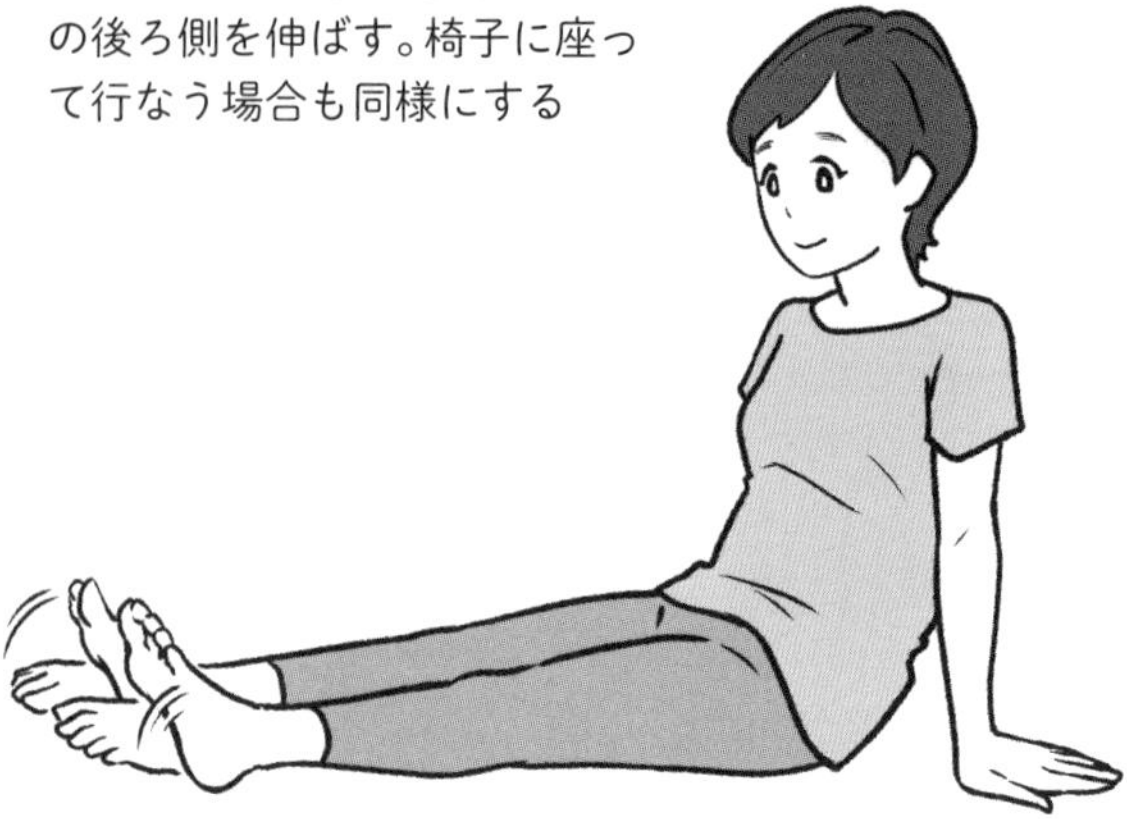

17 なぜ、男性より女性の高血圧は少ない⁉ なぜ、女性は50代からが危ない？

●あのホルモンが関係している

生活習慣病、特に高血圧は、女性よりも**男性に多い**というイメージがありますね。実際の数字を見ても、それは明らかです。

これには卵巣から分泌されるエストロゲンという女性ホルモンが関係していることがわかっています。エストロゲンの分泌が盛んな40歳くらいまでは、女性のほうが収縮時血圧、拡張時血圧がともに低くなるのです。

ところが、閉経したあとの血圧は徐々に上昇していき、50歳代半ばで男性とほぼ同じ収縮時血圧になります。

「男性は40代から、女性は50代から血圧が高くなる」といわれるのはこのため。これまでずっと血圧が低かったという女性も、急に高くなる可能性があるので注意が必要です。

血管年齢を自己チェックしてみる

男性も女性も、まずは、**自分の血管年齢が何歳くらいなのかを知っておくといいでしょう。**

医療機関で血管年齢を正確に測定するＰＷＶ検査については32ページで解説しましたが、自宅で使用できる家庭血圧計から手軽にチェックする方法もあります。

68ページの算出法で計算した「平均血圧」が１００㎜Hg未満であれば、**血管はまだ若さを保っているといえます。**

もしも**１０００㎜Hgを超えているようなら、末梢部分の細い血管の硬化が進行している懸念**があります。

上の血圧と下の血圧の差、つまり「脈圧」が60㎜Hgを超えている場合は、心臓に近い太い血管の硬化が進行しているかもしれません。

自己チェックで血管が老化している可能性が高ければ、専門医に相談しましょう。早めの対策が大切なことはいうまでもありません。

加齢と血圧の変化

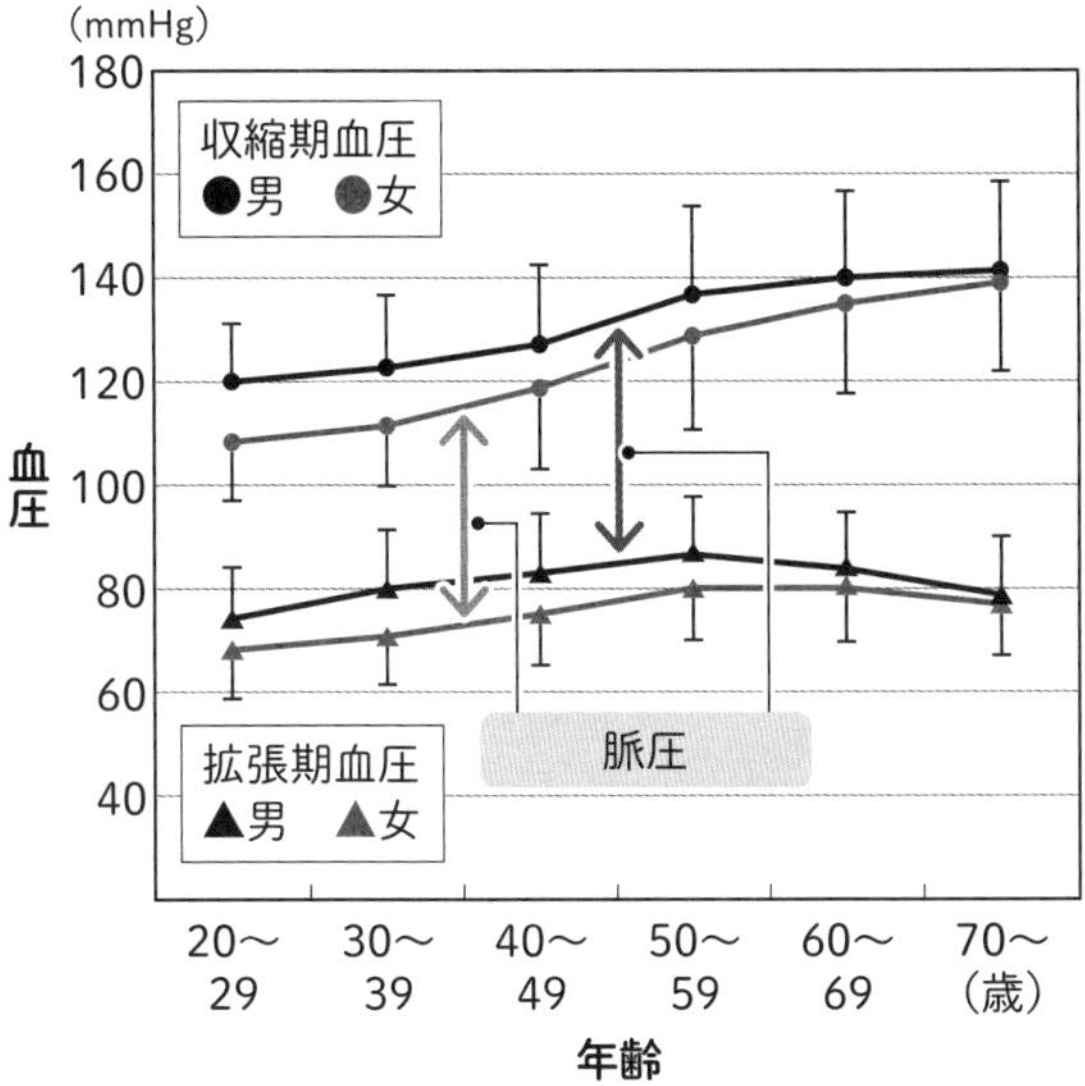
(mmHg)
180
160
140
120
100
80
60
40
血圧
収縮期血圧
●男 ●女
拡張期血圧
▲男 ▲女
脈圧
20〜29
30〜39
40〜49
50〜59
60〜69
70〜(歳)
年齢

COLUMN

血圧セルフチェック表

血圧は起床後、トイレをすませたら30分〜1時間以内に、リラックスした状態で2回連続で測り、2回目の高いほうを採用する。

下の血圧		上の血圧		下の血圧		平均血圧
mmHg	+(	mmHg	−	mmHg	)÷3 =	mmHg

判定：100以上の人は末梢血管の硬化に注意。　100未満が理想

上の血圧		下の血圧		脈圧	
mmHg	−	mmHg	=	mmHg	正常範囲40〜60

判定：60以上の人は心臓に近い太い血管の硬化に注意。

リスク度の合計が5点以上の人は、本書で血管の若返りを図る必要がある。正常の範囲の人も、血管の知識をつけて若々しい血管を保とう。

チェック項目	リスク度
胸囲が男性で85cm以上、女性で90cm以上	1
日ごろ、歩くことが少ない	1
満腹になるまで食べないと気がすまない	1
生活リズムが不規則	1
完璧主義でイライラすることが多く、人には負けたくない	1
階段や坂を歩くのがつらい	1
下肢の冷えやしびれを感じる	1
親兄弟に心臓病や脳卒中になった人がいる	1
現在、タバコを吸っている	5
高血圧と診断、またはその傾向ありと指摘されている	5
糖尿病と診断、またはその傾向ありと指摘されている	5
脂質異常症と診断、またはその傾向ありと指摘されている	5

リスク度合計　0〜4 血管力は正常　5〜8 血管力は低下している可能性がある　9以上 血管力は低下している可能性が高い

第2章

心筋梗塞、脳梗塞、動脈効果を防ぐ
食べ方を変えると
血管はみるみる若返る！

18

高血圧、糖尿病、脂質異常をまとめて治す方法がある!

●血管病にいい食事ってどんなもの?

第2章では、血管を若々しく保つための食事について考えていきます。厳密にいえば、「高血圧にいい食事」「糖尿病にいい食事」「脂質異常にいい食事」となりますが、それらすべてをひっくるめた「血管病にいい食事」をテーマに紹介していきます。

この「高血圧」「糖尿病」「脂質異常」は、生活習慣病の3悪人であり、三つ巴となって、それぞれを悪化し合っているからです。

だから、もしも糖尿病と診断されたならば、たとえ血圧は正常値であっても、高血圧にも気をつけるべきです。

糖尿病改善のために糖質の摂取をきっちり制限しても、塩分を控えなければ、近いうちに高血圧にもなってしまうでしょう。なぜなら、糖尿病と

血管若返りの食事５カ条

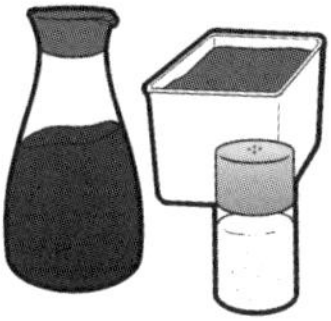

1．塩分を控える

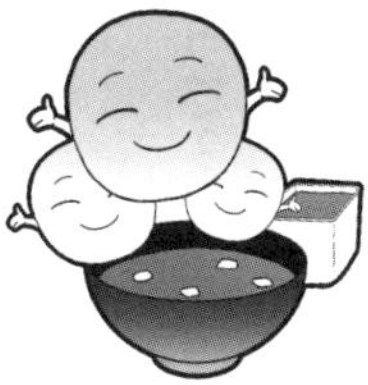

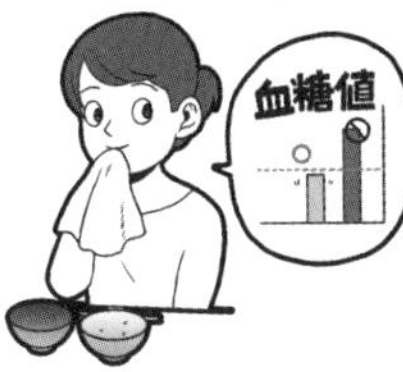

2．善玉ミネラル(102ページ参照)を摂取する

3．食後血糖値の急上昇を抑える食べ方にする

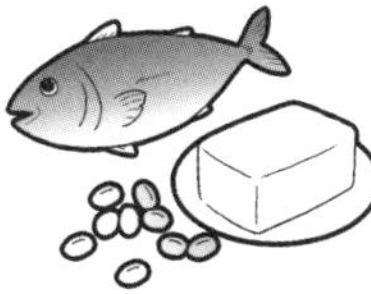

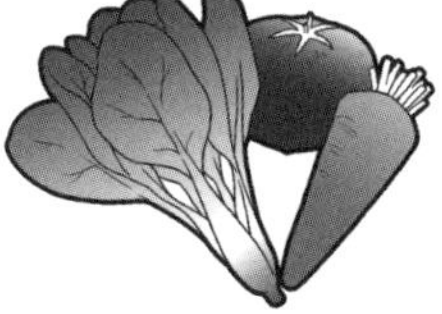

4．魚や大豆製品で良質のたんぱく質をとる

5．抗酸化成分を含む野菜をたっぷりとる

診断された血管は、すでに傷みが進んでおり、健康な人より生活習慣病になりやすいからです。

血管病にいい食べ方って?

血管を若く保つためには、なんといっても**塩分をとりすぎないこと。**のちに詳しく説明しますが、高血圧の最大の原因は塩分だからです。「塩分のとりすぎ＝血管の老化」と肝に銘じましょう。

次に大切なのは、**「食後血糖値」が上がらない食べ方**をすること。血糖値は、急激に食後血糖値が上がると高い状態が長く続き、高い状態が長く続くほど下がりにくくなる傾向があります。さらには、血糖値が急激に上昇すると血管を傷つけます。そうした悪循環を断つ食べ方があるのです。

3つめが、血管の新陳代謝を促すために必要な栄養素である**「たんぱく質、ビタミン、抗酸化物質をとること」**です。

次項目から、これらを簡単に実践するテクニックをお伝えしていきます。

19 塩のとりすぎがパンパン型高血圧を招く仕組み

●塩分で血管がふくれて血圧が高くなる？

塩分ゼロの生活を送れば、高血圧に悩まされることもなくなりそうですが、実際はどうなのでしょうか？

「塩分を控えれば高血圧は抑えられるのか？」

そのシンプルな問いに対する答えは、ＹＥＳです。しかし、**ゼロにしてはいけません。**

人体は、体内のミネラル（ナトリウム）の濃度を一定にするために、血液中に水分を取り込んだり排出したりする調整をしています。

したがって、塩分濃度が高くなりすぎると、どんどん水分を吸収して薄めようとするのです。これがパンパン型高血圧のメカニズムです。塩辛いものを食べると、のどが渇くのは、このためです。

そして、専門家は食塩の必要量は1・5g／日、としていますが、ここに落とし穴があります。控えるとよいといっても、**塩分は人体に必須の成分です。**

実際にこの食塩量に減らすと、低ナトリウム血症を引き起こし、疲労感から痙攣を起こし、昏睡状態になる方もおり、高齢者で塩分制限をしている人に多く見られます。

食事療法を厳重に行なっている病院の入院患者さんほど低ナトリウム血症で具合を悪くしている人が多いといわれています。

日本の夏場のように、高温多湿な時期であったり、冬でも寝汗をかいたりするような場合はナトリウムを必要とし、厳しい食塩制限は危険です。

基本的には、厚生労働省が日本人のために推奨している7・5g（男性）、6・5g（女性）未満を目標とし、高血圧の人では6g未満を目標に減量し、低ナトリウム血症にならなければ、国際基準の5gを目標にしてもよいでしょう。

健康な人と不健康な人の血管

パンパン型の高血圧は、塩分のとりすぎが原因。血液中の塩分濃度が上昇すると、それを薄めて正常な濃度に戻そうとして、細胞中の水分が血管の中に浸透していくことで起こる。

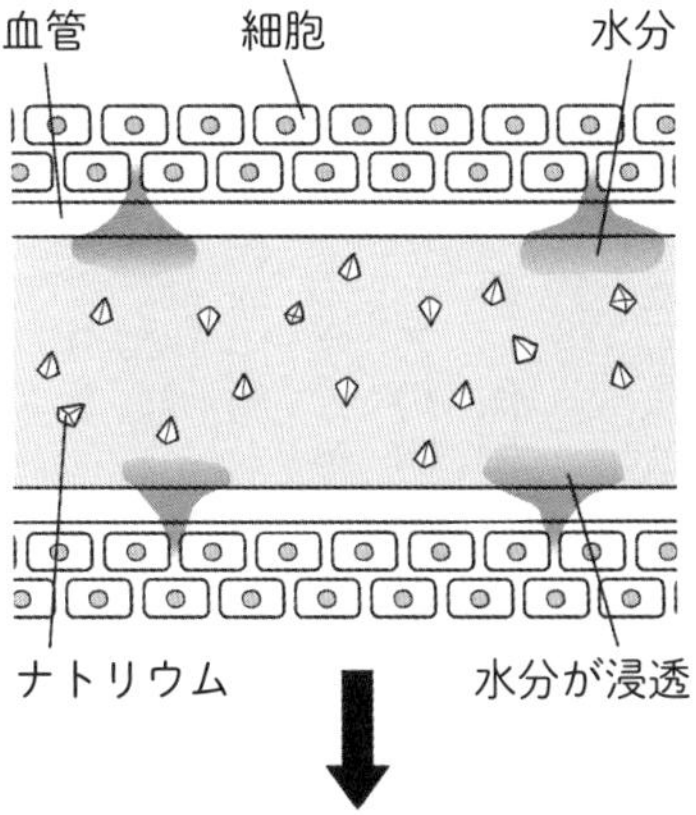

血管の中の水分が増えると血液量が増加する。血管を内側からパンパンに拡げ、血管内の圧力が高まり、高血圧になる。日本人に多い。

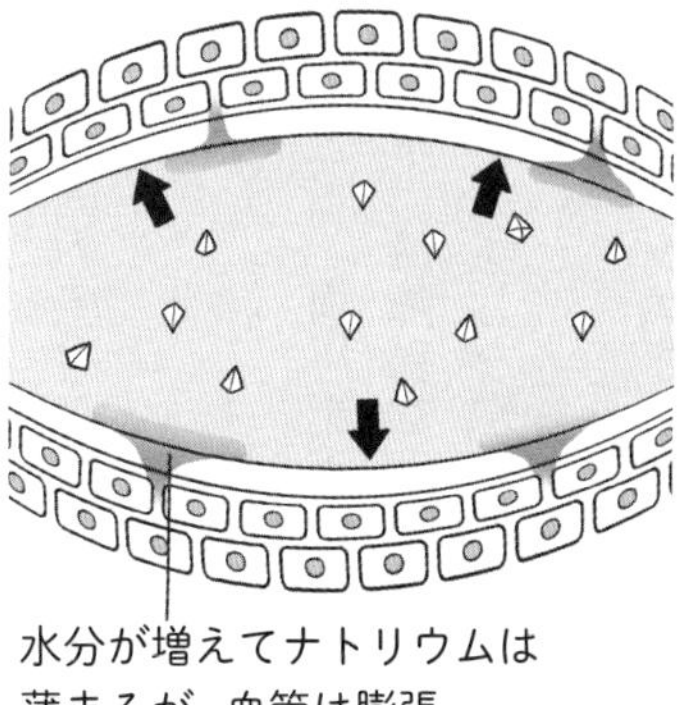
薄まるが、血管は膨張

20 絶対に、自己流の水分制限はNG

●水分制限は医師の指導のもとで行なうもの

高血圧の種類はいくつかありますが、日本人にもっとも多いのは、**パンパン型といわれるタイプ**です。これは血液の量が増えて血管がパンパンにふくれることで起こります。水分量が増せば血管内の圧力が高くなるのはイメージできますね。

このタイプの高血圧のもっとも一般的な薬のひとつに、「利尿剤」があります。血管の中の水分を尿として排出することで、血圧を下げるというねらいです。**しかしこの水分制限は、心不全や水排泄障害など特異な病気を持っている人のみ**、医師の指導のもとで脱水に注意しながら加減して行なう必要があります。

独断で水分を控えることは、危険を伴いますのでやめましょう。

21

日本人の塩分摂取量は世界何位？　アメリカは？　中国は？

●近年は、少なくなってきたけれど……世界水準はどうだろう？

欧米風の食文化が一般的になるにつれて、日本人の塩分摂取量は１９５５年の30ｇという記録から、１９６０年代には約20ｇに下がり、今では10～12ｇになりました。

では、世界の国々と比べるとどうでしょうか？

次のページの表を見るとタイがもっとも高く、日本も上位にランクインしていることがわかります。不健康な食生活をしているというイメージのあるアメリカは、意外にも（？）約９ｇしかとっておらず、ヨーロッパ諸国も概して低く約９ｇとなっています。

徐々に改善されつつあるものの、世界のスタンダードからいえば、日本人はまだまだ塩分をとりすぎているといえます。

世界の一日の塩分摂取量

塩分摂取量の国際比較（2010年）　　（g／日）

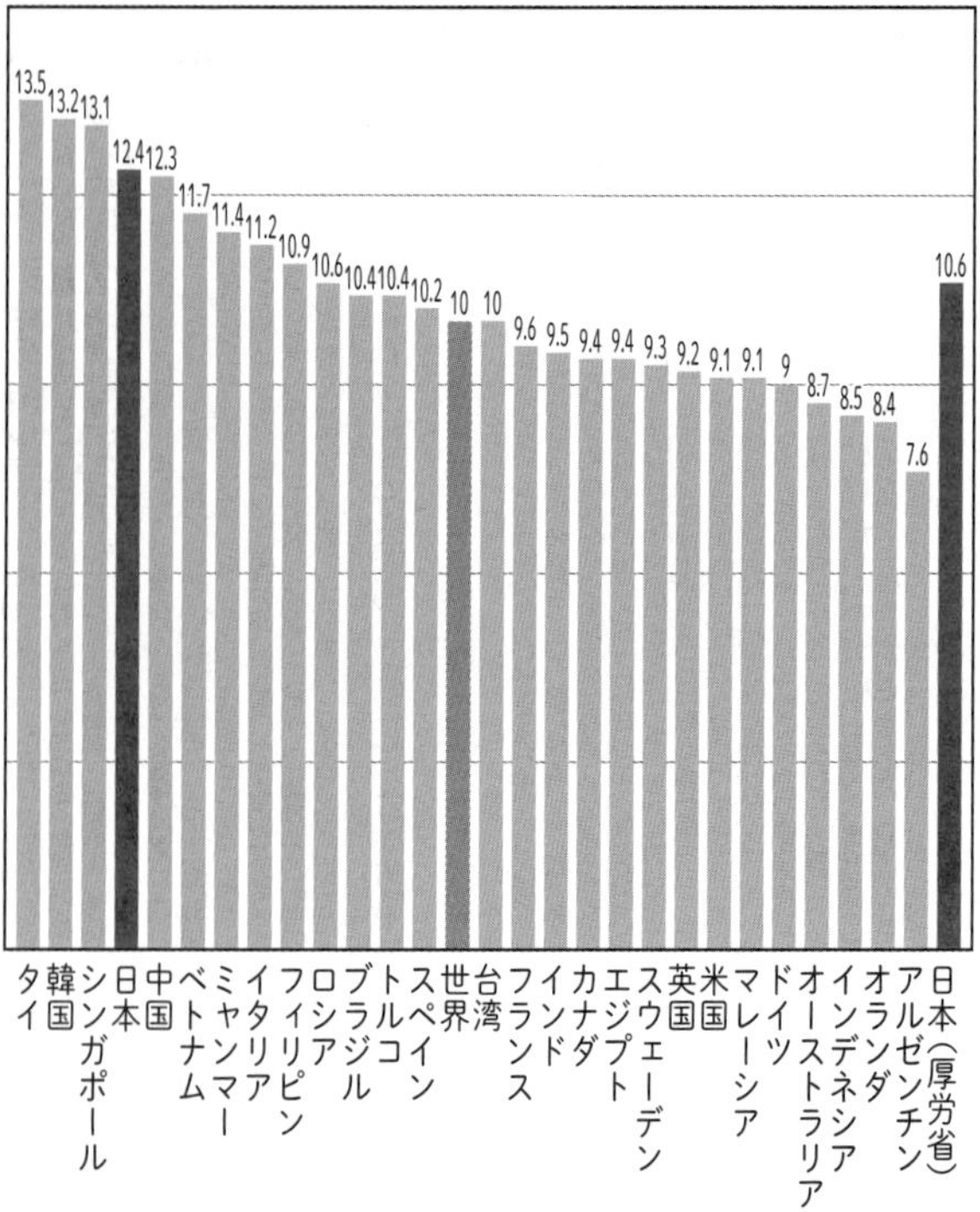

（注）英国医学誌「BMJ Open」 2013年論文掲載の成人ナトリウム摂取量に2.54を掛けた値。
図録でアジア数カ国等を追加。日本（厚労省）は「国民健康・栄養調査」（20歳以上平均）
（資料）橋本尋夫（2015）「世界各国の塩摂取量 網羅した論文公表」たばこ塩産業

22 目標は12g→6g。気づかないくらい、こっそり減らすのがコツ！

●意識を持つことが肝心

日本人の平均的な塩分摂取量は一日約12gです。日本高血圧学会は、一日6gをガイドラインとして提示しています。

これは高血圧やメタボなどの症状がすでにある人のための数字です。そうした症状がないなら、まずは目標を8g程度に設定するといいでしょう。

でも、自分が一日に何gの塩分をとっているかは把握しづらいものです。実際、一食ごとにはかることはできません。

そこでおすすめしたいのが〝減塩意識〟です。「自分は塩分をとりすぎているんだ。なるべく減らそう」と意識してください。日本人の平均が約12gですから、たとえば、塩や醤油の使用量を、3分の1減らせば、単純に摂取量も3分の1減って8gになります。半分にすれば6gになります。とにかく現状より控えられることは明らかです。

自分でも気づかないくらい「こっそり！ 作戦」が成功の秘訣

すでに高血圧やメタボなどを患っている人は、12gを6gにおおよそ半減する必要があります。しかし、前述したように意識するだけで、本当に減塩できるものでしょうか。

たとえば、味噌汁の平均的な塩分は2gです。でもこれをいきなり1gにするのではなく、最初のステップとして4分の1ほど薄くし、1・5g程度に減らすのです。

このわずかずつの積み重ねが成功の秘訣です。

人間の味覚は馴れで変わります。**一度に塩分を大きく減らすと、「マズい、物足りない！」となって長続きしません。**でも、いつもよりわずかに薄くしただけならほとんど気になりません。1・5gに違和感がなくなったら、さらに減らして1gにすればいいのです。

料理に使う塩分を少しずつ減らす減塩作戦

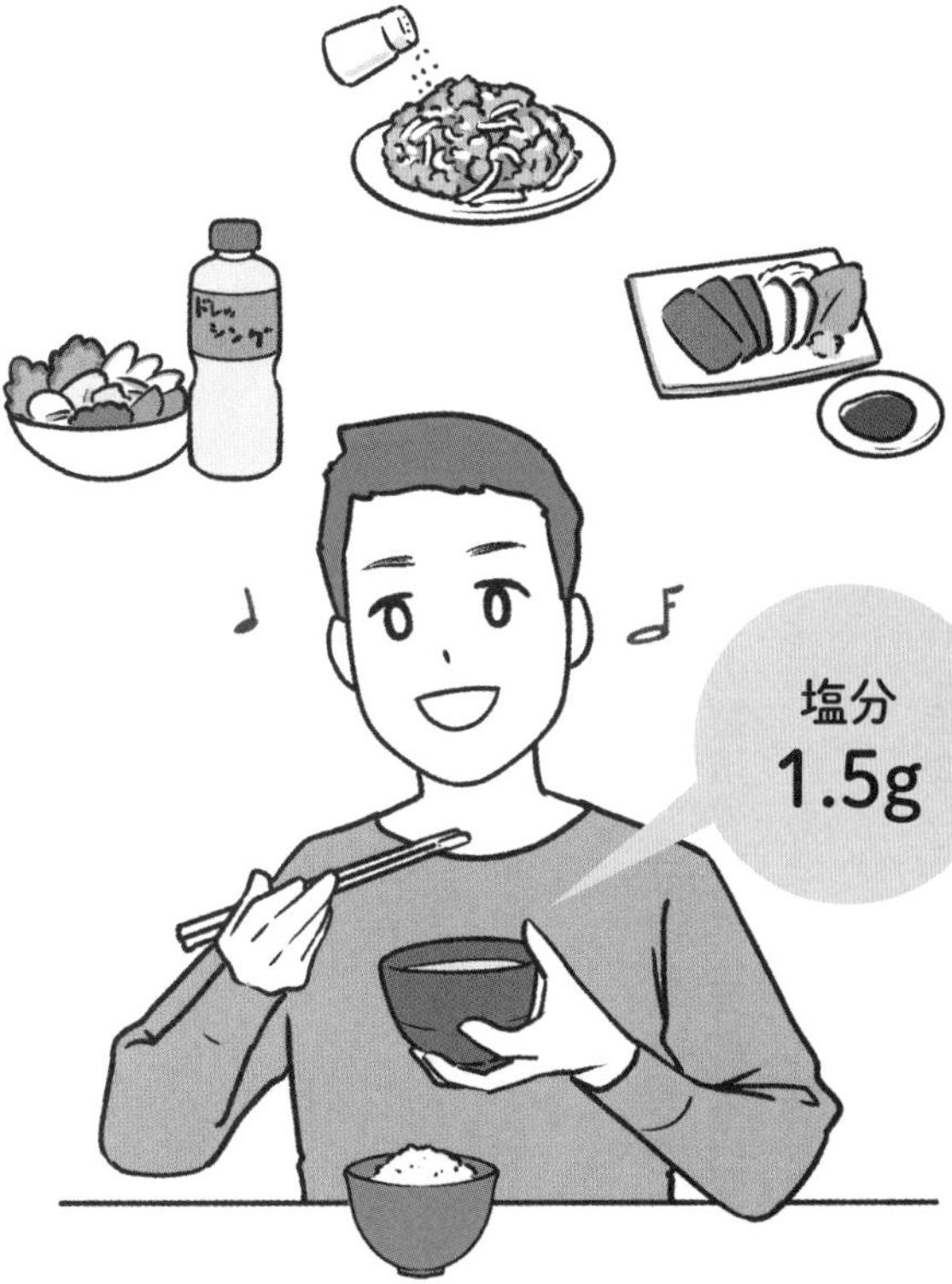

23

意外にも!? 減塩シリーズはこんなに強力な味方だった!

●一気に6割減を達成!

一日の塩分摂取量を12g⬇6gに減塩できるかどうか、自信のない方に、誰にでも簡単にできる減塩実践法を伝授します。

まずは、醤油と味噌を、減塩醤油と減塩味噌に替えましょう。

そんなことか！　と怒らないでください。商品にもよりますが、たったこれだけで味噌大さじ1杯あたりの塩分摂取量を、2・4gから1・0gへと、一気に約6割も減らせるのです。使わない手はありません。

料理に使う塩は、**海水から昔ながらの製法で作った天然塩に変えましょう。**赤いキャップでお馴染みの食卓塩は、精製されて99%塩分です。

それに対して天然塩は、カリウムやマグネシウムなどのミネラルを含みます。**およそ25%の減塩効果が得られるほか、ミネラルの補給も叶います。**

調味料大さじ1杯に含まれる塩分量

調味料	g(塩分量)
食塩	18.0
天然塩	14.5
濃口しょうゆ	2.6
薄口しょうゆ	2.9
減塩しょうゆ	1.4
信州みそ	2.4
減塩みそ	1.0
麺つゆ(ストレート)	0.5
ポン酢しょうゆ	1.5
だしの素	3.5
中華だし	5.4
中濃ソース	1.0
ケチャップ	0.5
マヨネーズ	0.2

前ページの表からは、さらに興味深いことが読みとれます。

例えば、「薄口醤油」は、**濃口醤油よりも塩分が高い**――これはご存じでしたか？　パパッと使えて便利な**「だしの素」や「中華だし」も、かなり塩分が高い**調味料ですね。知らずに使っていたなら、この際、だしは、こんぶやかつお節からとってはいかがでしょう。

逆に、マヨネーズやケチャップは、塩分が少ないことがわかります。

アイデア商品も活用しよう

「醤油さし」を食卓に置かない、というのも減塩のひとつのアイデアです。目の前にあると手軽に使えるので、どうしても頻繁に使ってしまいます。お刺身を食べるときも、キッチンで小皿に入れるといいでしょう。

また、霧吹き型やプッシュ型など、一度に醤油がたくさん出ないようになっているアイデア商品もあります。試してみてはいかがですか。

24 インスタントラーメンの塩分量はこの計算で出す！

●ドレッシングなどの加工食品も、成分表示から簡単算出

スーパーで買い物をする際は、成分表示をチェックするようにしましょう。塩分は、成分表示の「ナトリウム」量から計算できます。

手元にあるインスタントラーメンには、「ナトリウム2・4g」と表示されています。これは塩分2・4gということではありませんよ！

塩の化学式は、NaCl（塩化ナトリウム）ですね。昔、化学の授業で習ったはずです。ナトリウムと塩素の原子量は23と35・5ですから、23gのナトリウムから58・5g（＝23g＋35・5g）の塩ができることになります。つまり、ナトリウム：塩＝23：58・5、約1：2・54です。

よって、このインスタントラーメンの塩分は、2・4×2・54＝6・096gとなります。

ドレッシングの塩分はさまざま

今後は、塩分＝ナトリウム×2・54と覚えておくと、市販食品の塩分量を簡単に計算することができます。

さっそく、ドレッシング売り場に行ってみましょう。

まずA社の商品をチェックすると、「1回平均使用量15g（大さじ1）あたり　ナトリウム290mg」と表記されています。

先の方程式に当てはめると、0・29g×2・54＝0・736g（塩分）と計算できました。

続いてB社の商品は、大さじ1杯あたり395mg。これは塩分0・395g×2・54＝1・003g（塩分）に相当します。

このように成分表から塩分を計算する方法を知っていれば、簡単に塩分をチェックすることができます。いろいろな加工食品に応用してください。

「塩分＝ナトリウム×2.54」を意識して買おう

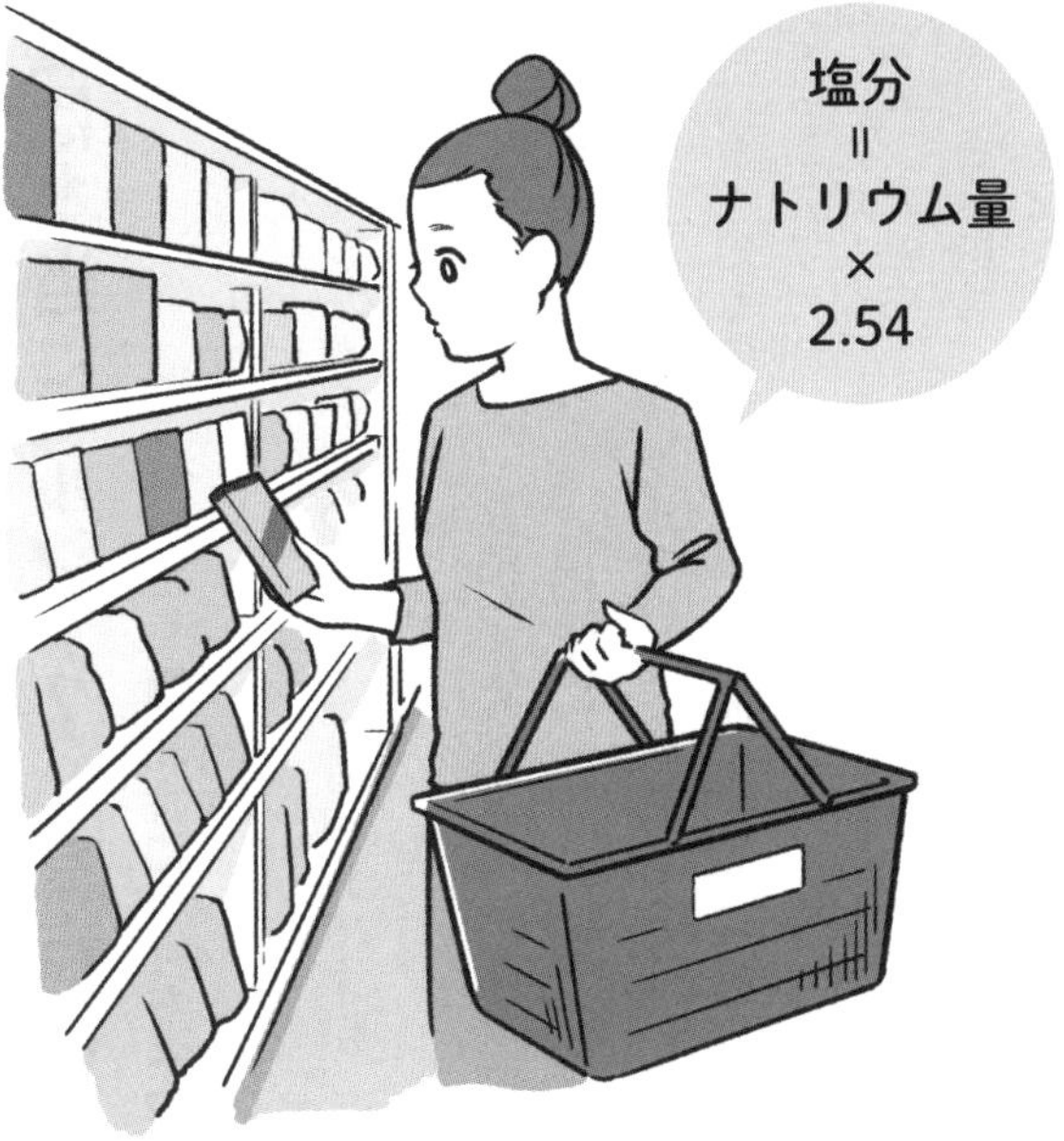

いわゆる、食塩とは、塩のことであり
塩化ナトリウム（NaCl）　のこと。
（食塩＝塩＝塩化ナトリウム）
塩分=食塩相当量＝食塩の量
食塩の中に「ナトリウム」は含まれる。
ナトリウム量（g）×2.54÷1,000＝食塩相当量（g）

25

和食は本当にヘルシー？　盲点にご注意

●和食にも、ちょっとした欠点がある？

世界的にヘルシーだと認められている和食ですが、塩分の面ではどうでしょうか？

すでに見てきたように、醤油は塩分が高い調味料です。

煮物、さしみ、おひたし、揚げ物など、何にでもジャバジャバとかけてしまえば、とたんにヘルシーではなくなってしまいます。日本の伝統食である味噌汁も、だしの素をたっぷり加えれば、決して塩分が少ないとはいえなくなります。

そのほか、たらこ、いくら、数の子などの魚卵、ご飯に欠かせない漬け物、佃煮、さらには、かまぼこやさつま揚げといった水産練り物、干物など、和食の多くは、塩分が高い傾向があります。

塩分が多い食材

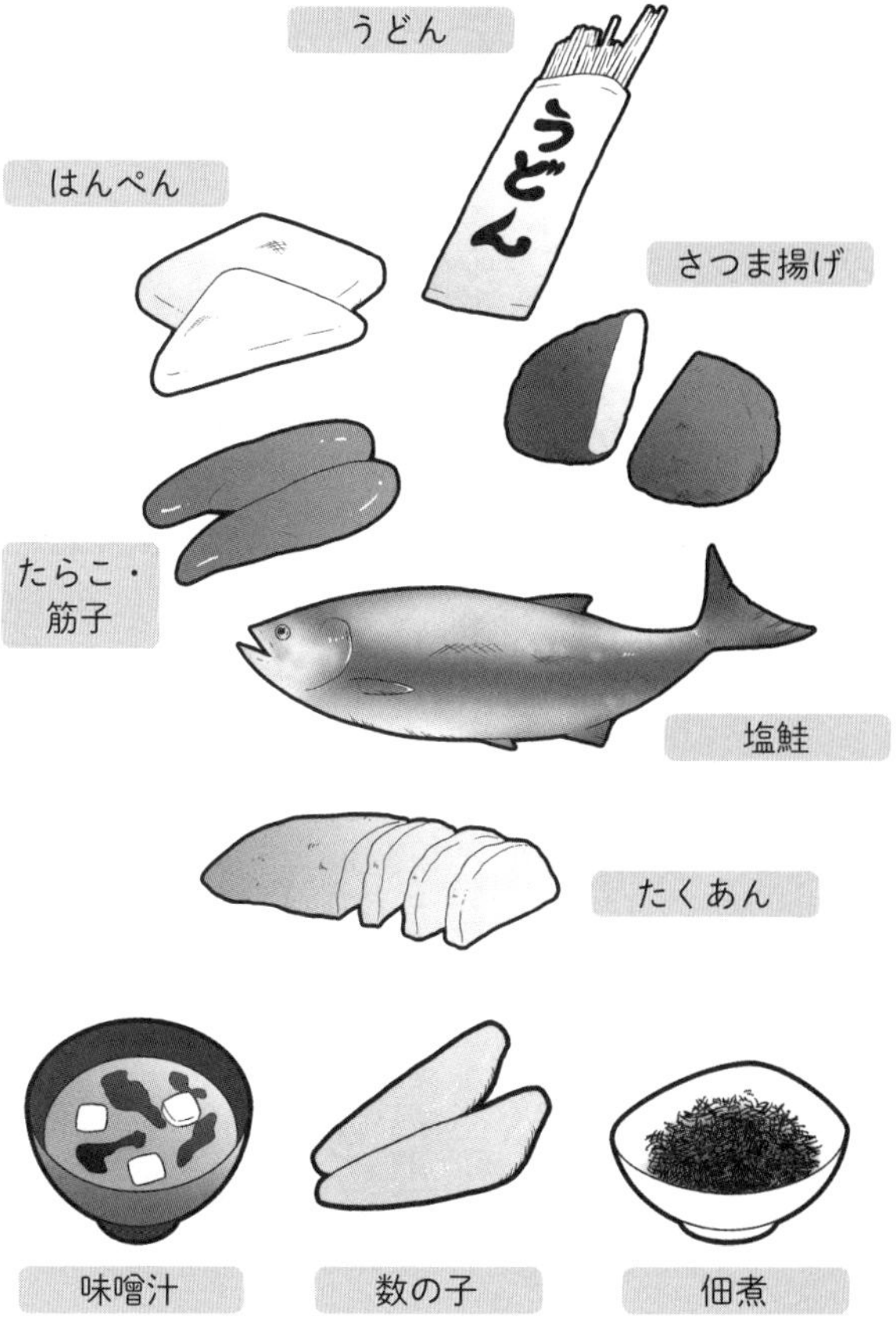
うどん
うどん
はんぺん
さつま揚げ
たらこ・筋子
塩鮭
たくあん
味噌汁
数の子
佃煮

意外な悪役、小麦粉の麺類には注意

意外なところで塩分が多いのが、うどん（乾麺）です。

100gあたり4・3gは驚きです。製造の際に大量の塩分が必要なためだそうです。でも、茹でれば、塩分は多少抜けるので、1人前1食あたり70gに換算すると、3・01gとなります。ただし、これに麺つゆをかけたら、約4・8gに。醤油で煮込んだ油揚げの入ったきつねうどんにしたら、5g強。**つゆを全部飲みほしてしまったら、一日の目標摂取量6gのほとんどを、この1杯で摂取してしまいますね。**

ラーメンは日本で独自に進化を遂げた料理ですが、これまた一般的な醤油ラーメン1杯の塩分量は6gと、うどん同様の高さです。インスタントのカップラーメンも、あの大きさで6gの塩分が入っています。

パスタも、1食あたりの塩分は約2・8gと、少なくありません。これにソースやベーコンなどの具材に含まれる塩分も加わると、5～6gになるでしょう。

26 外食は塩分表示のあるファミレスを活用するのが賢い

●中華系定食は要注意

塩分をコントロールする際の**ネックとなるのが、外食**です。家で作るなら自分で調整することができますが、外食はそうはいきません。

外食が多いと、塩分のほかにカロリーもとりすぎる傾向があります。なるべく外食を減らすように心がけたいものです。

外食だと一般的に、中華系が塩分の高い食事の代表です。麻婆豆腐、八宝菜、レバニラ炒めなど、濃い味の定食は要注意です。

ファミレスチェーン店のメニューには、塩分やカロリーを表示するところが増えました。これはとても助かります。

例として、ロイヤルホストのメニューを見てみましょう（以下、すべて

2023年7月現在のデータです)。

おいしそうな「ビーフシチューハンバーグ」の食塩相当量は、2・8g。これは合格ですね。安心して注文しましょう。「アンガスサーロインステーキごはん膳」は、塩分6・3gとレッドカードです。


和食系レストラン、大戸屋はどうでしょうか。

「茄子と豚肉のコク旨味噌炒め定食(塩分3・4g)」「大戸屋ばくだん丼定食(塩分2・5g)」「さばの味噌煮定食(塩分3・9g)」は、意外にも塩分少なめです。

ただし、「甘からだれの鶏唐揚げ定食(塩分6・9g)」「ひじき入り鶏つくねともろみチキンの炭火焼き定食(塩分7・0g)」は、1食で1日の目標値を超えています。

生活習慣病が気になる人は、このようにファミレスのメニューで塩分量やカロリーをチェックすると安心です。

ロイヤルホストのメニューと塩分

	食塩相当量
チキングリル ポルチーニクリームソースランチ	3.0
ハヤシライスランチ	2.6
ロイヤルホストの焼肉丼　サラダ・味噌汁・漬物	6.2
ナスと挽き肉のボロネーゼ	3.7
国産豚と彩り野菜の黒酢ソース＆雑穀ごはん	2.3
ロイヤルオムライス with海老フライ＆蟹クリームコロッケ	5.2
厚切りアンガスサーロインステーキ200ｇ（ドミバターソース）	3.0
厚切りワンポンドステーキ450ｇ（ぽん酢ソース・だし醤油）	10.8

大戸屋のメニューと塩分、カロリー

	食塩相当量
大戸屋ランチ定食	4.4
鶏と野菜の黒酢あん定食	5.1
《増量》大戸屋風チキン南蛮　※チキン1.5倍	7.9
ピリ辛 本格マーボードーフ定食	5.4
沖目鯛の醤油こうじ漬け炭火焼き定食	3.9
すりおろし生しょうがをたっぷり使った豚肩ロースの生姜焼き定食	5.4
チキンかあさん煮定食	6.5

いずれも2023年７月現在のデータ

27 焼きそばパン、麦とろ丼……気をつけたいダブル炭水化物

●焼きそばパンは、育ち盛りの少年の食べ物ですよ！

外食メニューには、炭水化物が多いものが目につきます。中でも**炭水化物同士を組み合わせたダブル炭水化物メニュー**には、うっかり手を出さないように気をつけてください。

たとえば、焼きそばパン。育ち盛りの少年時代に食べた人にとっては、あの満足感がたまらない思い出の一品でしょうが、パンも焼きそばも炭水化物です。生活習慣病が気になる年齢になったら少々控えましょう。

そのほか、**ラーメンライス、うどんとミニカツ丼のセット、焼きそばの入ったお好み焼き、麦とろ丼なども要注意**です。

隠れたダブル炭水化物メニューが、**ポテトサラダ・サンドイッチ**です。マヨネーズの酸味が利いたコンビニでも人気メニューですが、食材のＧＩ

値（糖の吸収しやすさを示す値・117ページ参照）を見ると、ビックリです。食パン91、じゃがいも90、にんじん80。

ポテトサラダ・サンドによく使われる食材の全部がそろってトップクラスの値を示しています。

これでは、ガブリと食べた直後に血糖値はキューンと上がってしまうでしょう。大人になったら、サンドイッチは黒いパンにレタスやトマト、卵などをはさんだものがいいでしょう。

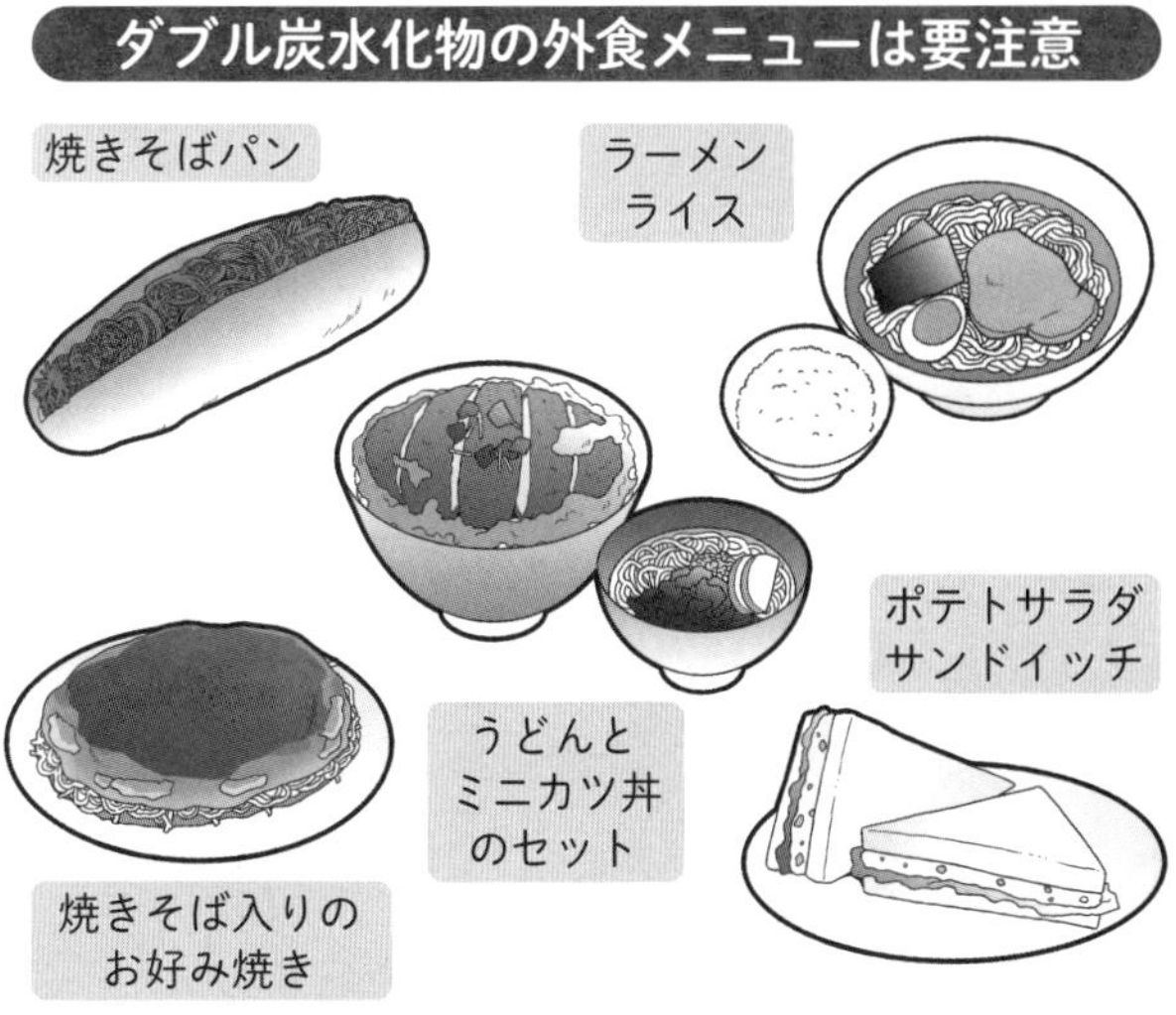
ダブル炭水化物の外食メニューは要注意
焼きそばパン
ラーメン
ライス
ポテトサラダ
サンドイッチ
うどんと
ミニカツ丼
のセット
焼きそば入りの
お好み焼き

28 スパイスを使いこなして、料理の腕も健康度もアップ！

●野菜炒めはエスニック風に

美味しさはそのままに、塩分をしっかり控える最大のコツは？

それは調理をする際に、スパイスやだしをたっぷりと効かせることです。

たとえば、野菜炒めを作るときにはカレー粉やハーブを効かせると、インド風やイタリア風などのバリエーションが出せる上に、塩分はかなり少なくても満足感の高い深い味になります。

肉類を焼くときも、オレガノやローズマリーなどのハーブを使うと美味です。焼くときにしっかりフタをして、ついでに串切りにしたレモンをたっぷりほうりこめば、驚くほどジューシーに仕上がります。ぜひ、お試しください！

塩分が少なくてすむスパイスやだし

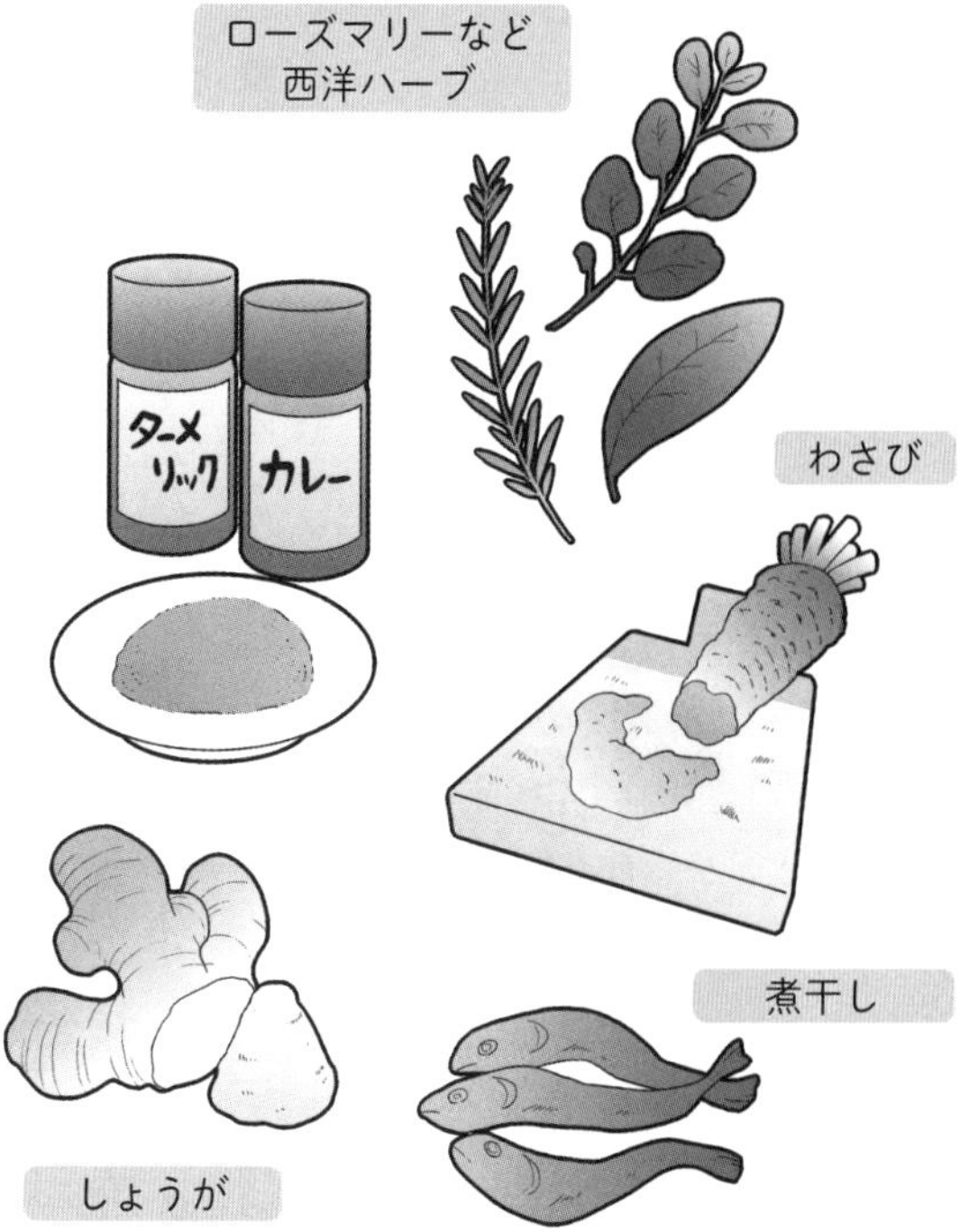
ローズマリーなど
西洋ハーブ
ターメリック
カレー
わさび
煮干し
しょうが

山椒	唐辛子	しそ(葉、穂)
みょうが	たで	こんぶ
柚子胡椒	柚子	くちなしの身
ねぎ	あさつき	しいたけ

和風スパイスも忘れないで

忘れないでほしいのが、和風スパイスです。わさび、しょうが、山椒、からし、唐辛子、しそ（葉、穂）、みょうが、たで、こんぶ、柚子胡椒、柚子、かぼす、すだち、くちなしの身、けしの実、ねぎ、あさつき、しいたけ、煮干しなど、日本には素晴らしいスパイスがたくさんあります。

わさびを乗せた鶏のささみをグリルで焼けば、一流料亭の一品にも劣らない仕上がりになります。あっさりとしがちな竹の子とわかめの若竹煮も、山椒を効かせることで、大人の味わいに一変します。

84ページでも述べたように、**市販のだしの素には、塩分がとても多いものがあります**。せっかく頑張って味噌や醬油を減らしても、そうした商品を使えば元も子もありません。和食には、かつお節からだしをとって使いましょう。多めに作って冷凍保存しておくと、使い勝手がいいでしょう。

インスタントやレトルトの食品が、なぜおいしいかといえば、食塩や化学調味料がどっさり入っているからです。調理法を見直しましょう。

29 お酢にはコレステロールを下げる効果がある

●シナモン、しょうがは信頼できる食材！

スパイス類には、血糖値を下げてくれる優れた食材もあります。

その代表が、**シナモン**です。２００３年にアメリカで行なわれた大規模な実験によって、シナモンの効果は実証されました。

日本では、あまり頻繁に使われていませんが、紅茶やリンゴとの相性がいいことが知られています。試してみてはいかがでしょうか。

また、**しょうが**に含まれる結晶性のジンゲロールと油状のショウガオールは、どちらも殺菌性保湿作用が立証されています。さらには、細くなった**血管を正常に戻す働きもあります。**

冷や奴は、醤油控えめ、しょうがを多めにするのがよいでしょう。

そのほか、**にんにくやとうがらし**にも、血糖値を下げる効果があります。

焼き鳥は、レモンをジュワッとやれば味にも体にもいい！

減塩と、コレステロール値改善という一石二鳥を狙えるのが、「お酢」です。

ミツカングループが行なった実験によると、**大さじ1杯（15cc）の酢を12週間にわたってとり続けると、明らかにコレステロール値が減少すること**がわかりました。夕食の「酢の物」習慣は、おすすめです。

また、スパイス類と同様に、ふりかければ、味に深みが出て、塩がなくても満足感を得ることができます。ホイル焼き、野菜炒め、焼き鳥などは、お酢やレモンを効かせるといいでしょう。

お酒のおつまみにも、ぜひ酢の物を定番にしてください。きゅうり、わかめ、タコやイカなどの魚介類のほか、ゴーヤやタケノコなど旬の野菜も和え物にGOODです。

黒酢、リンゴ酢など、いろいろあるので簡単に味の変化を楽しむこともできます。

食酢による血中総コレステロール値の変化の推移

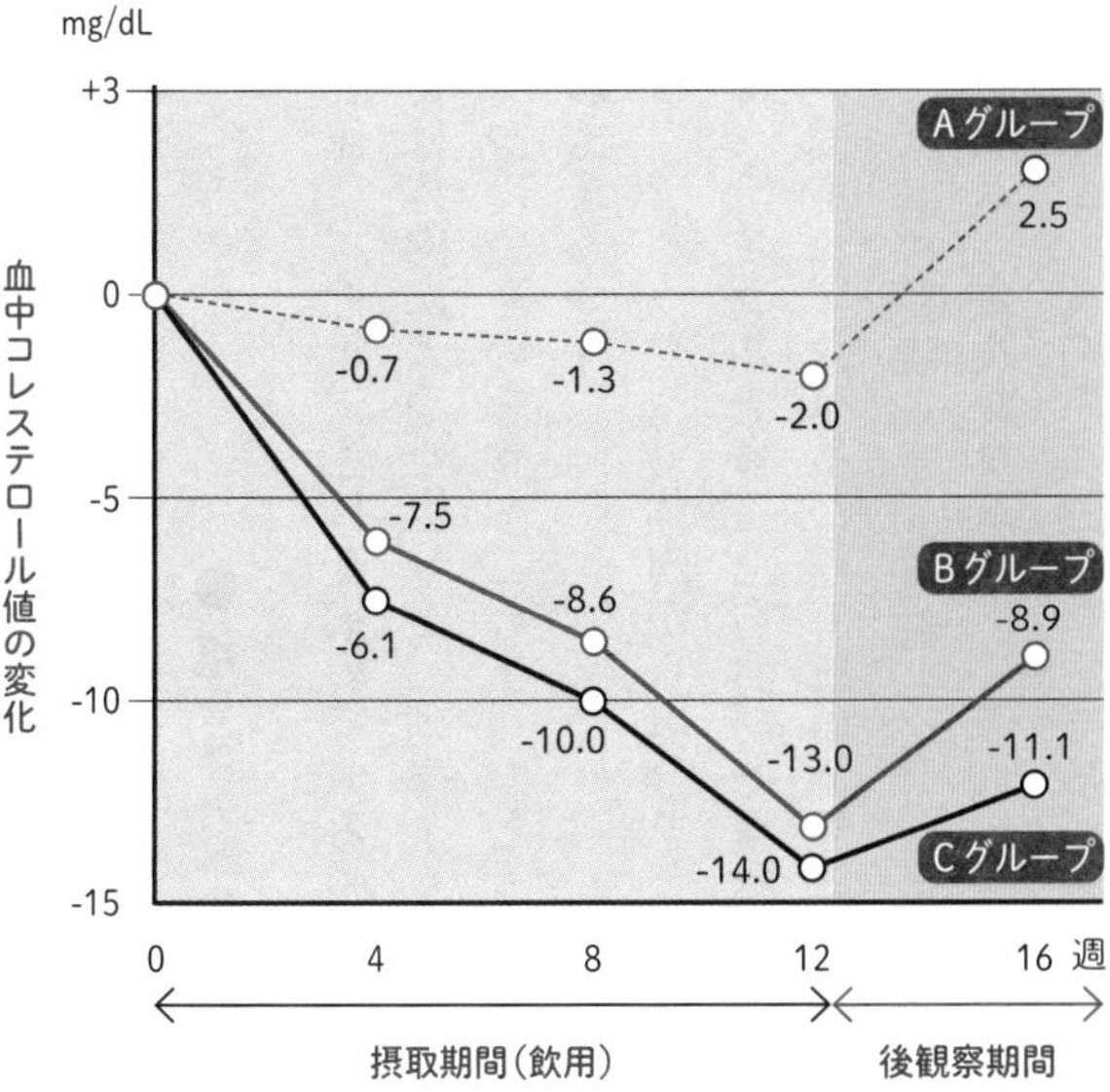

--○-- Aグループ
食酢が全く入っていないプラセボ飲料100mlを１日２本飲む。

―○― Bグループ
食酢15mlが入った飲料１本とプラセボ飲料１本の合計（酢酸は750mg）を飲む。

―○― Cグループ
食酢15mlが入った飲料を１日に２本（酢酸の合計は1500mg）飲む。

参考資料：『境界域および軽度高コレステロール血症に対する食酢摂取の有用性および安全性』ミツカングループ本社中央研究所

30 三大善玉ミネラルで世界一ラクに「脱塩」できる!

●塩を体外へ排出してくれる栄養素をとろう!

減塩と並び、近年、注目を集めているのが「脱塩」です。

脱塩とは体内に入った塩分を、効率よく排出することをいいます。うっかりしょっぱいものを食べてしまったときのために、ぜひ、脱塩の知識も知っておきましょう。

ところで、どうやって体内から塩分をとり除くのでしょうか?

それは、**ミネラルを多く含む食材を食べて、尿として排泄させる**のです。うれしいですね、**食べるだけで脱塩できる**なんて!

そして、この脱塩効果を促進してくれる素敵なミネラルが、**カリウム、マグネシウム、カルシウム**です。これを三大善玉ミネラルと呼びます。

腎臓で尿がつくられる過程に、一度できた「原尿」から、必要な成分を

善玉ミネラルが多い食品

カリウム

目標値 …… 4252mg
日本人の平均 …… 2351mg

- パセリ
- アボカド
- 納豆
- ほうれん草
- ぎんなん
- ほや
- モロヘイヤ
- にんにく
- にら
- りんご
- みかん

カルシウム

目標値 …… 1122mg
日本人の平均 …… 505mg

- 桜えび
- しらす干し
- チーズ
- いわしの丸干し
- ししゃも
- 油揚げ
- がんもどき
- モロヘイヤ
- しそ
- 牛乳

マグネシウム

目標値 …… 452mg
日本人の平均 …… 252mg

- なまこ
- しらす干し
- 油揚げ
- あさり
- 納豆
- イクラ
- はまぐり
- 桜えび
- アーモンド

参考資料：『血管・血流は若返る』（シーランド）

再吸収するというプロセスがあります。
カリウムには、このときに**ナトリウムが再吸収されるのを防ぐ働きがあるとされています。**
マグネシウムには、脱塩を促すとともに血管を拡張するダブルのよい効果が期待できます。ダイレクトに血圧を下げてくれる優良成分です。
カルシウムは、**ズバリ血管内皮の再生に関与しています。血管の若返り**に欠かせません。

たっぷり「善玉ミネラル」をとれていますか？

実は、三大善玉ミネラルは、日本人には不足しがちな成分です。

アメリカで考案された高血圧対策の食事法に「ＤＡＳＨ食」というものがあります。

これは食生活改善のガイドラインにもなるとして、大きな注目を集めています。そしてこの「ＤＡＳＨ食」に示されているミネラル摂取の目標値と実際の摂取量を比べると、日本人の摂取量がいかに足りていないかがよくわかります。

なんと三大ミネラルの平均摂取量は、目標の半分ほどにしか達していないのです。

例えば、カルシウムは、目標値１１２２mgに対して、平均値５０５mgしかとれていません。

これはもう、意識的に摂取量を増やさないとクリアできない数値でしょう。

冷蔵庫にミネラルをたっぷり含む野菜を常備しておき、コンスタントに食べるようにしたいものです。

善玉ミネラルが多い食品

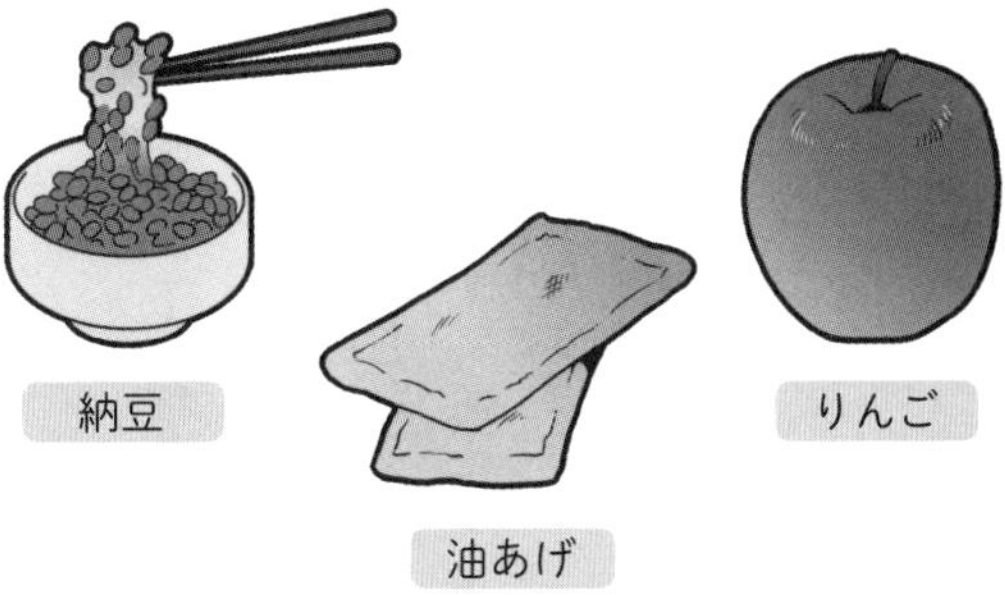

31 スイカ、キウイ、メロンでも自然に&おいしく脱塩！

●スイカ、キウイ、メロン、昆布、わかめ、干し柿など！

脱塩効果を別の観点から見てみましょう。

高血圧の薬にはいろいろな種類がありますが、最もよく処方されるのが利尿剤です。尿とともに体内の余分な塩分・水分を排出させて、血圧を下げるためです。副作用の心配もなく安定した効果も立証されています。

日本人に多い、いわゆるパンパン型高血圧は、血液中の塩分が高くなりすぎるために水分を多くとり込み、そのせいで血管がパンパンにふくれて起こります。このタイプの高血圧には、塩分摂取量を減らすことと、脱塩は、打ってつけの方法なのです。

しかし、高血圧には別のタイプもあります。これは、血管を縮める働きを促すレニンというホルモンが過剰に分泌されることが原因であり、この

利尿効果が期待できる食材

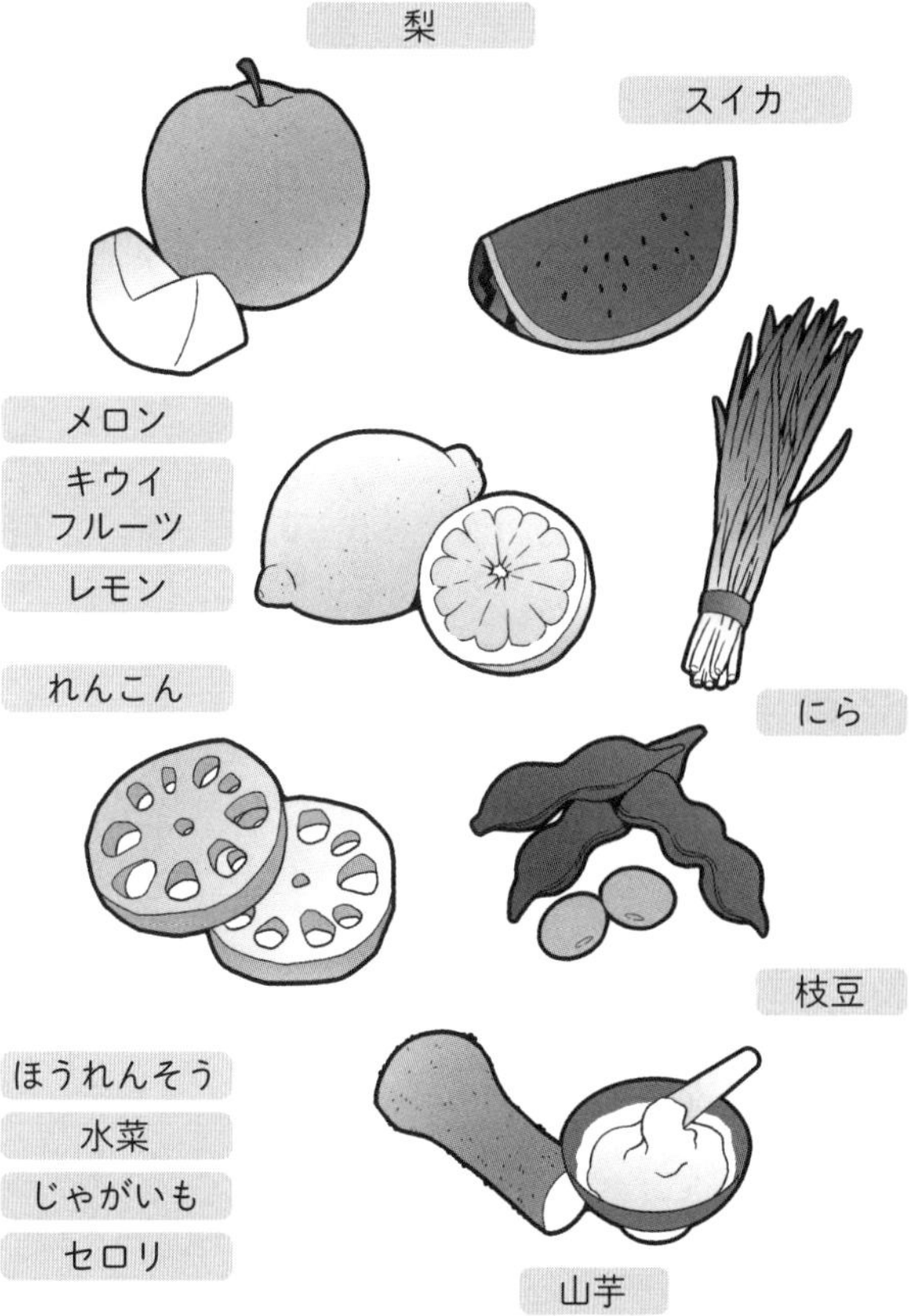
梨
スイカ
メロン
キウイフルーツ
レモン
れんこん
にら
枝豆
ほうれんそう
水菜
じゃがいも
セロリ
山芋

タイプの場合は、いくら減塩・脱塩しても改善になりません。

塩分摂取量を減らしても一向に血圧が下がらない、おかしいな？　と思ったらこのタイプではないか病院で検査をしてもらうといいでしょう。

梨、スイカ、レモンがおすすめ

利尿効果が期待できる食材の代表が、果物だと梨、すもも、スイカ、キウイ、レモンです。

野菜では、**れんこん、枝豆、にら、山芋**です。このほかに、**海藻類全般**。旬の時期に合わせて、いろいろおいしく食べましょう。

利尿作用が効果を上げると、体のむくみが解消されていきます。むくみは血流が滞り代謝が悪くなったときの代表的な症状です。放置しておくと、さらに血流が滞ってしまいます。

ちなみに、**むくみには心臓、肝臓、腎臓などに障害が発生する予兆の場合もある**ことを知っておいてください。

32 「いきなりご飯」ではなく「食物繊維ファースト」で血糖値はコントロールできる

●シンプルだけど、もっとも影響の大きい食べ方の順番を改めよう

血管を傷めない「食べ方」のテクニック――それは、食後血糖値を急激に高く上げないこと。そのメカニズムは第5章で解説しますが、まずは私を信じて実践してください。

食後血糖値を急激に上げないための基本は、**「早食い・ドカ食いをやめること」**です。

こう言うと、**なんだそんなことかとバカにする人が9割ですが、基本をあなどらずにちゃんと実行した人だけが最後に大きく笑います！**

「お腹がすいた～」と叫んで白いご飯をかき込む。これは育ち盛りの子どもがやることです。エネルギーの塊である白米を猛スピードで一気に食べれば、血糖値は急上昇します。これが血管の健康に一番いけないのです。

肉じゃが、わかめの味噌汁、どっちが先か⁉

最初の一口は、おかず、あるいは、味噌汁から箸をつけましょう。わかめやごぼうの酢の物、冷や奴、刺身こんにゃく、大根おろしなど、食物繊維の多い野菜や海藻がメインのメニューがいいですね。

食物繊維は消化吸収に時間がかかる食材です。腸の中でぐずぐず留まり、あとから入ってくる穀類や、イモ類などの炭水化物の吸収スピードをゆっくり、ゆるやかにしてくれます。

なので、もしも、「肉じゃが」と「わかめの味噌汁」が並んでいたら、味噌汁を味わってから肉じゃがに箸をつけましょう。

食物繊維の多い食材を先にとりたい理由が、もうひとつあります。

食物繊維は、腸内で余分な油やコレステロールもからめとり、体外に排出してくれる働きをしてくれるからです。

食物繊維こそが「腸内環境」を改善させるカギであり、しっかりとれていれば、便通もよくなり、ひいては体調がよくなるというわけです。

食物繊維の多い食品（食品100ｇ当たりの総量）

水分が40％未満の食品

種類	含有量（ｇ）	種類	含有量（ｇ）
きくらげ（乾）	57.4	煎茶の茶葉	46.5
とうがらし	46.4	ひじき（乾）	43.3
干ししいたけ（乾）	41.0	あおのり（乾）	38.5
抹茶（粉）	38.5	カレー粉	36.9

水分が40％以上の食品

種類	含有量（ｇ）	種類	含有量（ｇ）
ゆでいんげん豆	13.3	ゆであずき	11.8
おから	11.5	しその実	8.9
中国栗	8.5	よもぎ	7.8
ゆでえんどう豆	7.7	ゆで紅花いんげん	7.6
しそ	7.3	とんぶり	7.1
ゆで大豆	7.0	ゆずの果皮	6.9
パセリ	6.8	昆布つくだ煮	6.8
つくし	6.7	納豆	6.7
日本栗	6.6	豆みそ	6.5
麦みそ	6.3	ごぼう	5.7

33 じゃあ、ご飯はいつ食べたら血管にいい？

●コース料理風に順番に食べる

酢の物を食べたから、あるいは味噌汁を一口すすったから、次はご飯！といきたいところでしょうが、まだですよ！　前菜や味噌汁を味わったら、次は**主菜**です。肉や魚、卵料理など、たんぱく質をたっぷりといただきましょう。**血管の若返りには、たんぱく質が必須**です。

コース料理の要領で順番に食べ進めたら、いよいよご飯の登場です。すでにお腹も満ちているでしょうから、ドカ食いも避けられるでしょう。

食後血糖値を抑えるもうひとつの方法

子どものころ、「30回噛みなさい！」などとお母さんに躾《しつけ》られた経験がある人はいるでしょう。よく考えると、**これはすばらしい躾であり、**健康

友人と一緒にランチを食べよう

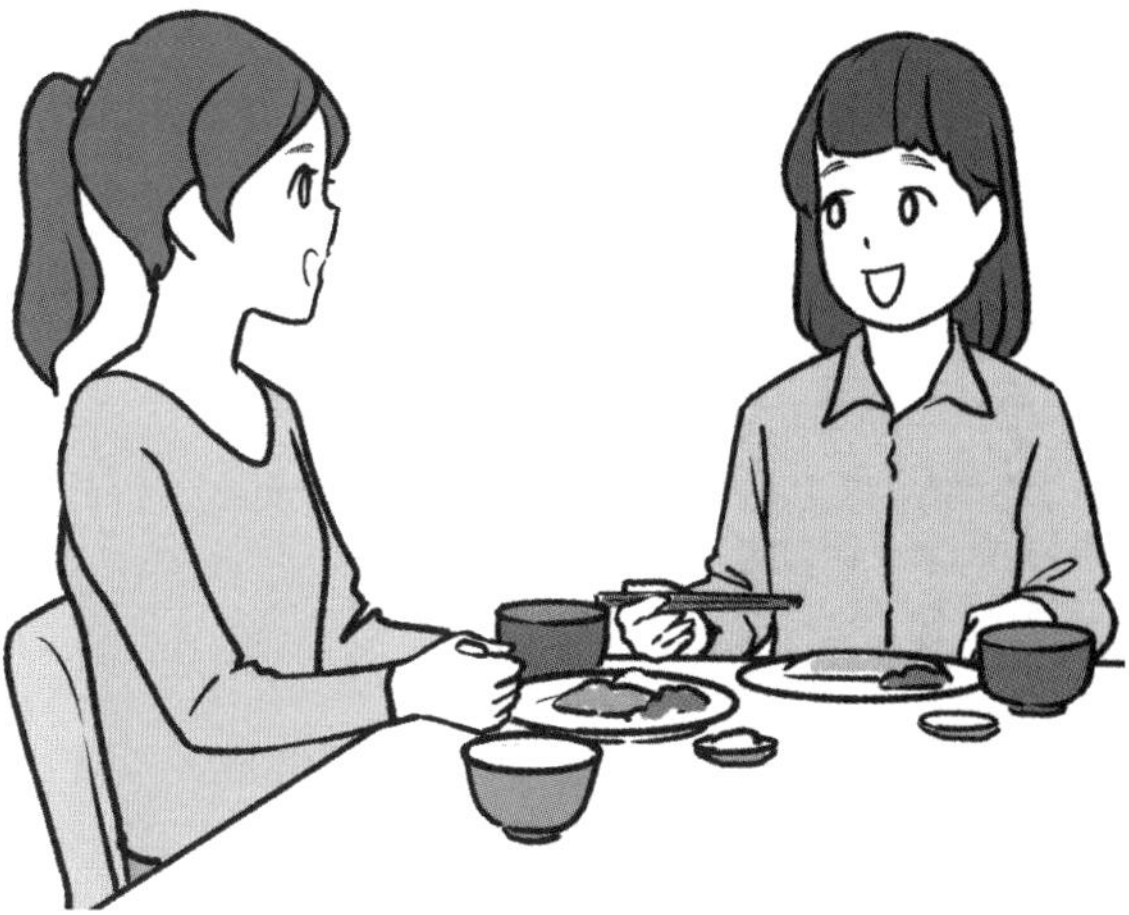

ランチのおすすめ食事法

- 料理の色や香りを楽しみ、よく嚙む（30回）
- 丼ものなど単品料理ではなく、サラダや小鉢、味噌汁など、副菜のついたメニューを選ぶ
- 主菜は、たんぱく質を多く含んだものにする
- 友人との会話を楽しみながら、早食いをしない
- 食後には、コーヒーやお茶を飲む

法でもあります。よく嚙まなければ、すなわち血管にとって最も悪い早食い・ドカ食いになります。血糖値の急上昇につながりますし、胃腸の負担も大きくなります。

時間をかけてしっかり何度も嚙めば、胃腸の負担が減り、脳への血流もよくなります。もう一度、子どもに戻ったつもりでよく嚙む練習を！

ランチは友人を誘えば、2倍うれしい！

早食いを止める方法をもうひとつ伝授しましょう。

それは、なるべく**誰かと一緒に食事をすること**です。

友人や家族と話しながら食べれば、自然と食事にかける時間は長くなります。**一人なら、新聞やテレビ、スマホを楽しみながら食べましょう。**

「ながら食いはダメって教えられたけど……」

確かに、お行儀はよくないかもしれませんが、健康には換えられません。

ぜひ、ダラダラと時間をかけて食べてください。

34 食パンよりライ麦パンがいいのはＧＩ値から明白

●血糖値上昇スピードを表す「ＧＩ値」を見れば明らか！

ひとつ、面白い数字をご紹介しましょう。

ＧＩ値（グリセミック・インデックス値）と呼ばれるものです。

これは何かというと、炭水化物が糖に変化する早さを表す値です。

簡単に説明すると、値が大きいほど急速に血糖値を引き上げるということ。ＧＩ値は、低いほど、血管によいと覚えておいてください。

55以下が低ＧＩ、56〜69が中ＧＩ、70以上が高ＧＩとなります。

まず、パンで比較しましょう。食パンが91に対して、ライ麦パンは55です。

なんでしょう、この差は！

同じパンなのに、２倍近くも違うとは。明日から朝食のパンはライ麦パンに決まりです。

ちなみに菓子パンは、さらに高い95です。分解されやすい糖分が入っている分、余計に血糖値上昇が早くなるのです。

玄米の味わいを見直すとき

ご飯ではどうでしょうか？　白米84に対して、玄米56と、ご飯でもパンと同じような差が出ています。麺類では？　うどん80、そば59。

もう、おわかりですね？　白く精製された炭水化物は吸収が早く、食物繊維などが残っている炭水化物は、吸収が遅いというわけです。

かつて白いご飯は「銀シャリ」と呼ばれ、豊かさの象徴でした。しかし、今では、白米が当たり前になり、今度はメタボに悩む人が増える世の中になってしまいました。

今こそ、玄米の味わいを見直してみてはいかがでしょうか。ただし、**玄米には残留農薬などの懸念もあります。玄米として食べるお米は、無農薬、無化学肥料など**を選び、そうでないお米は精米したほうがいいでしょう。

食材別ＧＩ値の比較

お米・野菜	精白米	84
	赤飯	77
	胚芽精米	70
	麦（押し麦）	65
	玄米	56
	じゃがいも	90
	にんじん	80
めん類	ビーフン	88
	うどん	80
	そうめん	68
	スパゲッティ	65
	中華めん	61
	そば	59
	全粒粉パスタ	50
パン	菓子パン類	95
	食パン	91
	ロールパン	83
	ベーグル	75
	全粒粉・ライ麦パン	55

55以下が低GI食材だ！

35

野菜中心の食事はこんなに「いいこと」ばかり！

●目標の一日400gは、このくらい！

糖質摂取量を減らす簡単な方法として、野菜をたくさん食べることをおすすめします。これなら善玉ミネラルがとれる、腸の環境もよくなると、いいことばかりです。

ただし、注意点があります。

ひとつめは、じゃがいもやにんじんはでんぷんが多くGI値も高いので、これらは増やさず、**葉物野菜を中心にとること**。

注意点の2つめは、**一日400gを目標**にすることです。葉物野菜は、両手のひらいっぱいに載せた量が約100gなので、これを4杯分ですね。

なお、日本人の一日の野菜の平均摂取量は約280gです。両手のひらに、あともう1杯分食べれば、400gを達成できます。

野菜もとれる！　絶品自家製ドレッシング

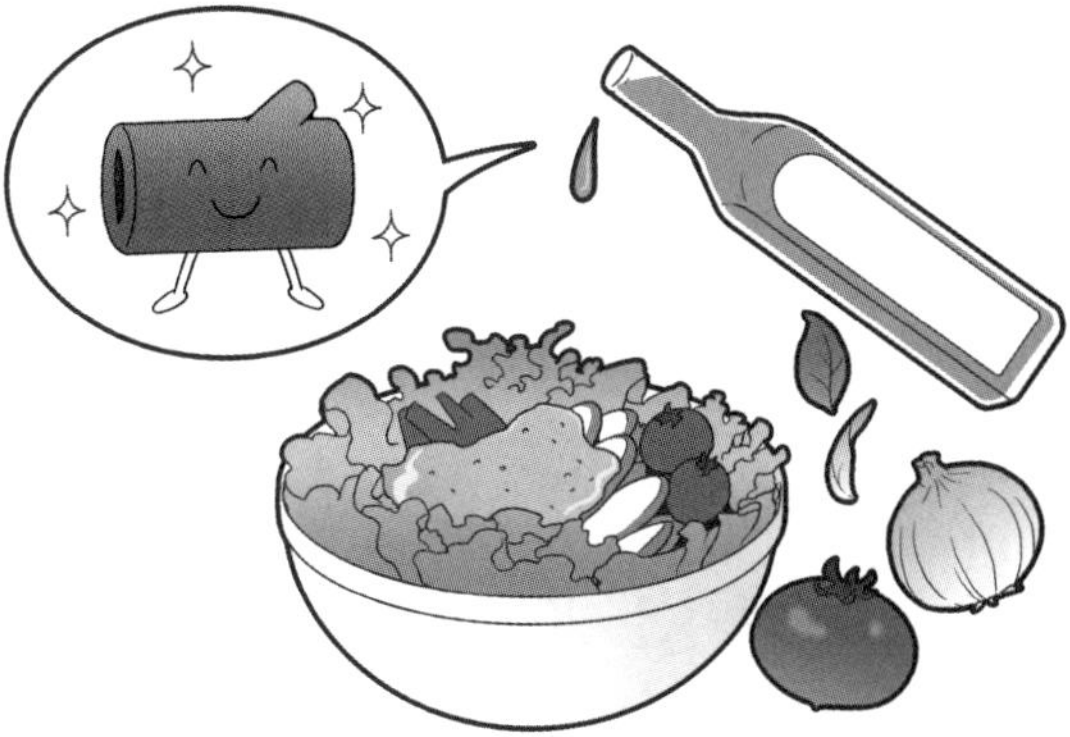

●にんじん…1かけら
●黒にんにく…1/2片
●酢…大さじ2杯
●砂糖…小さじ1杯
●玉ねぎ…1かけら
●醤油…大さじ1杯
●レモン果汁…小さじ1杯
●オリーブオイル…大さじ2杯

［作り方］

❶にんじん、玉ねぎ、黒にんにくをすりおろす

❷残りの材料を全部入れて混ぜ合わせればできあがり！

●フードプロセッサーがあるなら、すべての材料を入れて混ぜるだけでいいので、すり下ろす手間もなし！

ドレッシングはボウルで和えるといい

野菜を食べる際の3つめの注意点は、ドレッシングです。市販品は、油と塩が多く使われているので、塩分の少ない商品を選びましょう。

かけすぎないことも大事です。ドレッシングの語源は、英語のドレス（DRESS）で、身にまとうという意味。皿に盛った野菜の上からドボドボとかけるのをやめて、**ボウルの中で少量をふりかけてよく和えると、使用量が控えられます。**

ときには、ドレッシングを手作りしましょう。加熱しなければ品質が変化しにくいので、**血管を若返らせる優良食品であるエキストラバージンオリーブオイルか、MCTオイル**を使いましょう。MCTオイルは、ココナッツやパームフルーツに含まれるMedium Chain Triglyceride（中鎖脂肪酸）だけを抽出したオイルです。高価ですが、すばやく消化・吸収され、すぐにエネルギーになって消費カロリーを増やし、脂肪を減らします。塩分は控えてマスタード、パプリカ、オレガノなどで風味を加えましょう。

36 魚の脂は血管を内側からツルピカにする

●サプリの成分としてもお馴染み

血管の健康増進に適した食材として魚が挙げられます。

でも最近は、魚を食べない日は、よくあるのではないでしょうか。

肉よりも魚をすすめる理由は、その脂に理由があります。

豚肉や鶏肉など、肉類に含まれる脂は「飽和脂肪酸」です。これはカロリーが高く、体内で中性脂肪として溜まりやすい性質があります。

魚に含まれる「不飽和脂肪酸」には、**EPA（エイコサペンタエン酸）、DHA（ドコサヘキサエン酸）**などがあり、中性脂肪を減らして善玉コレステロールを増やしてくれます。

さらに、インスリンの分泌を盛んにし、血管を拡張し、脳や神経の衰えを防いでくれますから、超優良食材です。

イヌイットの研究で効果が判明

EPA、DHAは、サプリメントの成分としてもお馴染みです。体に合うなら、続けることをおすすめします。しかし、サプリメントは値段が張るのが難点であり、また、高温の場所に保存すると劣化するので、保存が難しい面があります。**できれば新鮮な魚からとりたい**ものです。

これらの善玉油をふんだんに含んでいるのが、**いわし、さば、さんま、あじ**などの大衆魚です。安く出回る旬の時期には、食卓に上げる頻度を高めて、血管を元気にしてください。

不飽和脂肪酸が注目されたのは、グリーンランドに住むイヌイットたちに心臓病が極端に少ないことが判明したからでした。彼らの血液中には、EPAが欧米人に比べてずっと多くあったのです。

イヌイットたちはアザラシの肉を食べて生活しています。アザラシは動物ではありますが、いわしをエサにしているので、その肉には青魚並みのEPAがたっぷりと含まれていたというわけです。

37 加熱調理には、オリーブオイル、米油がGOOD!

●調理用油は、「加熱」に強いオイルにしよう

肉の脂には「飽和脂肪酸」が多く含まれ、常温では固形です。魚の脂や植物の油には「不飽和脂肪酸」が多く、常温では液体です。不飽和脂肪酸は、さらに、オメガ3系、オメガ6系、オメガ9系の3つの脂肪酸に大別され、**中でも重要なのがオメガ3系**です。

なぜならこれは悪玉コレステロールを減らして、善玉コレステロールを増やす、血管の健康にもってこいの油だからです。しかも、**オメガ3系は、ヒトの体内では作れない**からです。

植物油でオメガ3系に属するのは、しそ油、えごま油、あまに油です。ただしこれらは熱に弱いので、炒め物に使用するのはNGです。サラダやヨーグルトにかけるか、そのままスプーンに1～2杯、飲みましょう。

揚げ物や炒め物など、普段の過熱調理にも使いやすいのは、オメガ9系です。これは適度にとればコレステロールを減らしますが、ヒトの体内でも作れるので、とりすぎは禁物です。オメガ9系にはオリーブオイル、なたね油、アーモンド油、こめ油などがあります。**米油は、米ぬかから抽出した植物油です。玄米由来の栄養素をたっぷり含むので、ドレッシングで生食もOKです。**また、オイルばかりではなく、ときには、お酒のおつまみに、無塩タイプのアーモンドも加えてみましょう。

オメガ6系には、ひまわり油、コーン油、大豆油、グレープシードオイルなどがあります。オメガ6系は、不飽和脂肪酸ではありますが、オメガ3系、9系とはタイプが異なり、**多くとりすぎると逆に動脈硬化の原因になる**ことがわかっています。

ちなみに、どの食材も、一種類の油しか含まないわけではありません。オメガ9系に3系などいろいろな油を含んでおり、一番多い比率で含んでいる油で分類しています。

動脈硬化はこうして起こる

分類		脂肪酸	多く含まれる食品	特徴
飽和脂肪酸（常温で固形。肉や乳製品に多く含まれる）		パルミチン酸	パーム油、ショートニング、バター	とり過ぎるとコレステロールや中性脂肪を増やす（ステアリン酸以外）
		ミリスチン酸	ヤシ油、パーム油、バター	
		ステアリン酸	牛・豚の脂、チョコレート	
		ラウリン酸	パーム油、ヤシ油、ココナツ	
		酪酸	バター、生クリーム、チーズ	
不飽和脂肪酸（常温で液体　植物に多く含まれる傾向）	一価不飽和脂肪酸	オメガ9系脂肪酸		
		オレイン酸	オリーブ油、なたね油、アーモンド、こめ油	適度にとればLDL（悪玉）コレステロールを減らす。体内で合成できる
	多価不飽和脂肪酸	オメガ6系脂肪酸		
		リノール酸	サフラワー油、ひまわり油、大豆油、コーン油、ごま油、くるみ、紅花油、グレープシードオイル	適度にとれば、LDL（悪玉）コレステロールを減らすが、とりすぎると血管病を招く。体内で合成できない。
		γ-リノレン酸	月見草油、母乳	
		アラキドン酸	レバー、卵白、さざえ	
		オメガ3系脂肪酸		
		α-リノレン酸	しそ油、えごま油、あまに油	血栓予防、中性脂肪を減らす。体内で合成できない。積極的にとるとよい
		EPA	まぐろ（トロ）、いわし、たちうお、さんま、さば、はまち、ぶり	
		DHA	まぐろ（トロ）、さんま、たちうお、ぶり、さけ、さば、はまち、にじます、うなぎ	

ココナツオイルは飽和脂肪酸なのに体にいい秘密

ココナツオイルは、その南国をイメージさせる独特の香りが大好き、と人気です。

ココナッツオイルは、飽和脂肪酸を多く含みます。

「飽和脂肪酸」というと、牛の脂など動物性の油脂と同じ分類になりますが、**同じ飽和脂肪酸でも、肉類は「長鎖脂肪酸」が多く、ココナツは「中鎖脂肪酸」（MCT）を多く含み、大きく異なります。**

ココナツオイルに含まれる中鎖脂肪酸は、消化吸収率が高く、すぐに燃焼するので中性脂肪が体内に溜まりにくいという利点があります。

さらに、**ココナツオイルの代謝産物には強い抗酸化作用があるため、老化防止に役立つ**こともわかっています。もちろん、血管の若返りにも有効です。

最近は自然食品店やネットでの購入もしやすくなりました。炒めものなどの調理用はじめ、コーヒーや紅茶のミルク代わりに使うのも人気です。

38 老化とはまさに、体が酸化すること。抗酸化物質で、老いない体に！

●知らないと怖い酸化の秘密

健康書を読んでいると、酸化物質、抗酸化物質という言葉がよく出てきます。酸化とは、いったいどのような現象なのでしょうか。

酸化とは、広い意味では、物質が水素を失うこと、あるいは、電子を失うことをいいます。

健康書に出てくる酸化は、もっと狭い意味で使っており、対象となる物**質に「酸素が化合する」反応**のことをいっています。

わかりやすいのが鉄が錆《さ》びる反応です。錆びた鉄は酸化鉄と呼ばれます。

輪ゴムが古くなるとボロボロになるのも酸化。リンゴを切って放置しておくと、赤く色が変わるのも酸化の一種です。食品に添加される酸化防止剤は、酸化を防いで色や味が変化してしまうのを防いでいるわけです。

人間の細胞組織も酸化（＝老化）していく

空気にさらされた鉄やリンゴ、輪ゴムと同じように、**私たちの体内の組織も酸素の攻撃を受けています。**肌の細胞が酸化されるとシミやシワとなります。言い換えれば、**酸化＝老化**というわけです。

活性酸素とは、呼吸で体内にとり込んだ空気中の酸素のうちの一部が、通常よりも活性化された状態になったものです。

体内で活性酸素が過剰に作られると、健康な細胞を障害します。当然、血管も傷みます。**あまに油やえごま油には、**抗酸化作用のある成分リグナンが多く含まれており、これを食せば、血管が活性酸素で傷ついて老化するのを防ぐ働きを享受できます。

これらの油は、ビタミンE、ビタミンC、ポリフェノールなどと一緒に摂取すると、さらにその効果が上がります。

ビタミン類とポリフェノールが豊富な生野菜を、サラダにしてオイルをかけて食べることは、とても理にかなっているのです。

抗酸化物質をたっぷり含む食材

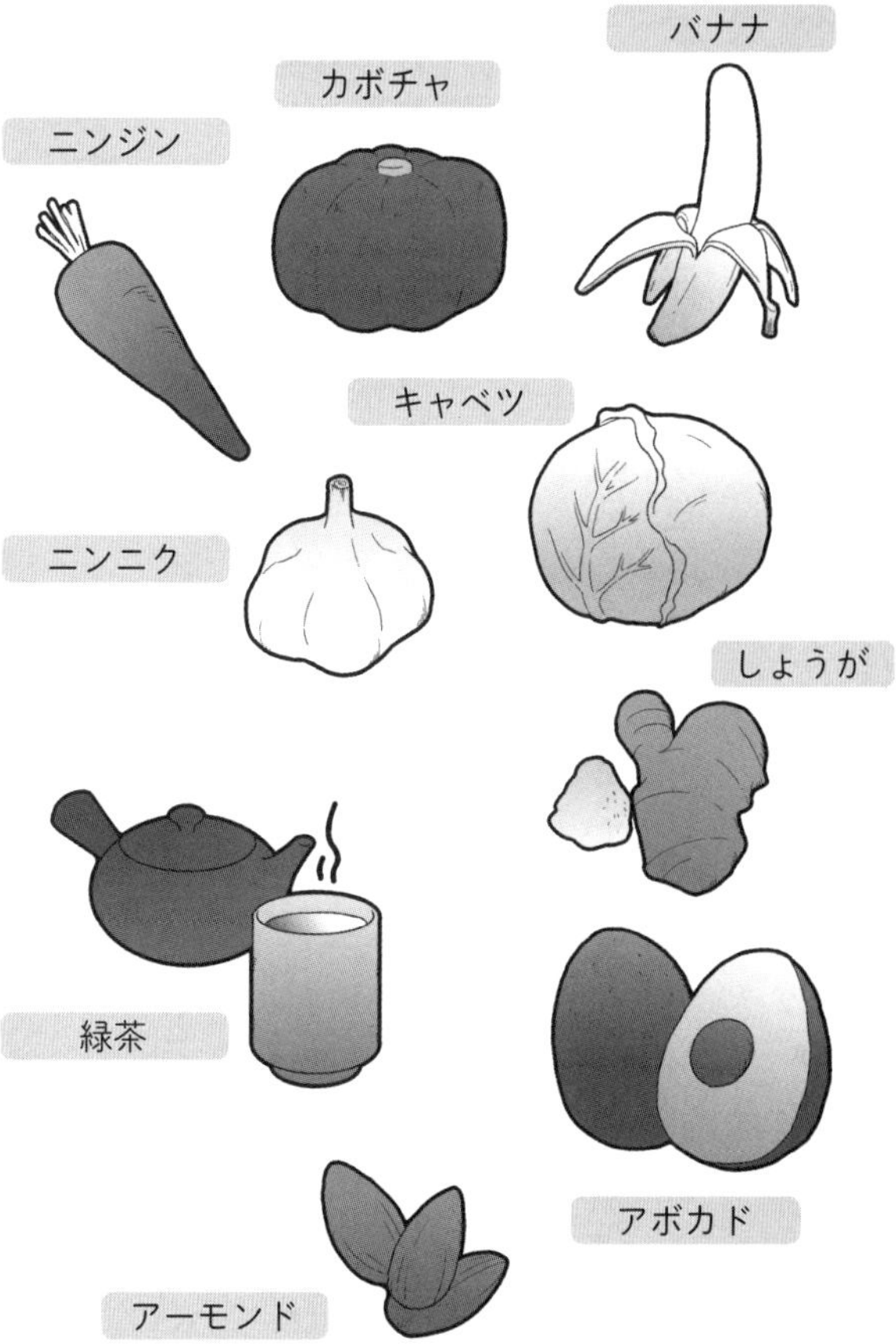

39 コーラ1瓶に角砂糖15個分もの糖分が！ポテトチップスは？

●親の間違った認識が、子どもに悲劇を招く

中高年の私たちには信じられないことですが、子どもの糖尿病が増えています。

子どものうちに糖尿病になると、30代の若さで、失明や腎不全などの恐ろしい合併症を発症してしまう可能性が大です。こんな悲劇は絶対に避けなければなりません。

子どもの糖尿病の**主な原因は、食べすぎによる肥満**です。多くの場合、親が甘やかして菓子類や食事を与えすぎているために肥満体型になってしまいます。

また、**「よく食べるほうが元気だ」という間違った認識**を持っているケースもあります。知らないというのは怖ろしいことです。

子どもの間食は要注意

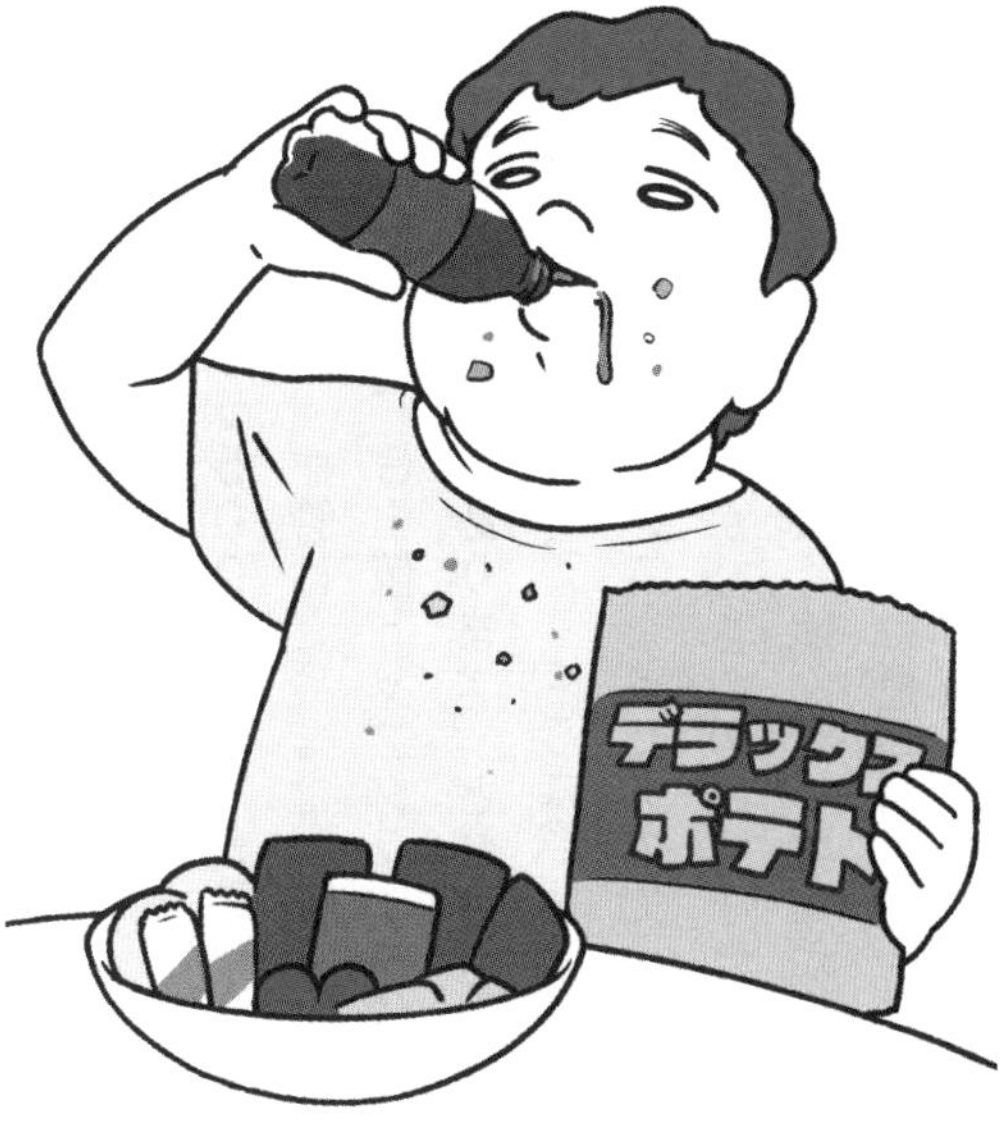

子どものためを思うなら
量はほどほどにさせよう。

ポテトチップスは鋭い凶器

多くの清涼飲料水は、大量の砂糖を溶かした水に、各種のフレーバーを添加して作っています。飲んだ瞬間に血糖値が急上昇することは間違いありません。たとえば、**コーラ500㎖には、角砂糖15個分程度の糖分が含まれています**。これはもう、血管にとっては、凶器といえるでしょう。

また、**ポテトチップスは、GI値トップクラスのじゃがいもを油で揚げて、塩をたっぷりと振りかけてあります**。どれも、血糖値・体脂肪・血圧に影響する要素であり、頻繁に食べることは、「肥満になりたい！　生活習慣病になりたい！」といっているようなものです。

清涼飲料水やジャンクフードが好きなのは、子どもばかりではありません。大人でも、コーラが好きでよく飲んでいる人がいますね。

欧米には、清涼飲料水を煙草並みに忌み嫌う国もあります。

缶コーヒーもコーラ同様に糖分が極めて高い飲み物です。血管の健康が気になる人は、ミネラルウォーターや無糖のお茶がいいでしょう。

40 「食後に1杯のお茶」の習慣で健康寿命がグンと延びる

●コーヒーも善玉飲料です！

清涼飲料水がNGなら、コーヒーはどうでしょうか。

かつてコーヒーは胃腸を刺激するとして、不健康なイメージがありました。しかし、近年の調査で、**コーヒーは血糖値を下げる**ことがわかってきました。これはコーヒー党にはうれしいニュースです。

具体的には、コーヒーに含まれるクロロゲン酸というポリフェノールの一種である成分が、すい臓の働きを高め、インスリンの分泌を促します。毎日のコーヒー習慣が血管を守りそうですね。**コーヒーは、インスタントでもドリップでも、どちらも効能はほぼ同じ**です。ただ、砂糖やミルクを入れては意味がありません。コーヒーは**ブラック**、無糖で味わいましょう。

好きなお茶を選べばいい

お茶の類《たぐ》いにも、いい効果が次々と発見されています。

緑茶に含まれるエピカテキンはポリフェノールの一種で、コレステロールの吸収を抑えて体外に排出するほか、血圧を下げる効果もあります。

ウーロン茶、**プーアール茶**、**ジャスミンティー**などの中国茶も、抗酸化物質であるポリフェノールを含んでおり、血管の老化を防いでくれます。

紅茶に特有のテアフラビンという成分も血液の酸化を防止してくれます。

桑の葉茶には、食物がブドウ糖に分解されるのを防ぐ成分が入っており、血糖値を下げる働きが期待されます。

また、インドネシア原産の**ノニ**（学術名モリンダシトリフォリア、日本ではヤエヤマアオキと呼ぶ）は、ビタミンもミネラルも非常に多い、強力なハーブ茶です。**グァバ茶**も同様の効果があるようです。

食後にゆっくりと好きなお茶を味わえば、ストレスも消え、血管も満足してくれそうです。自分の好みに合うものを探すといいでしょう。

お茶は血糖値を下げるのに効果あり

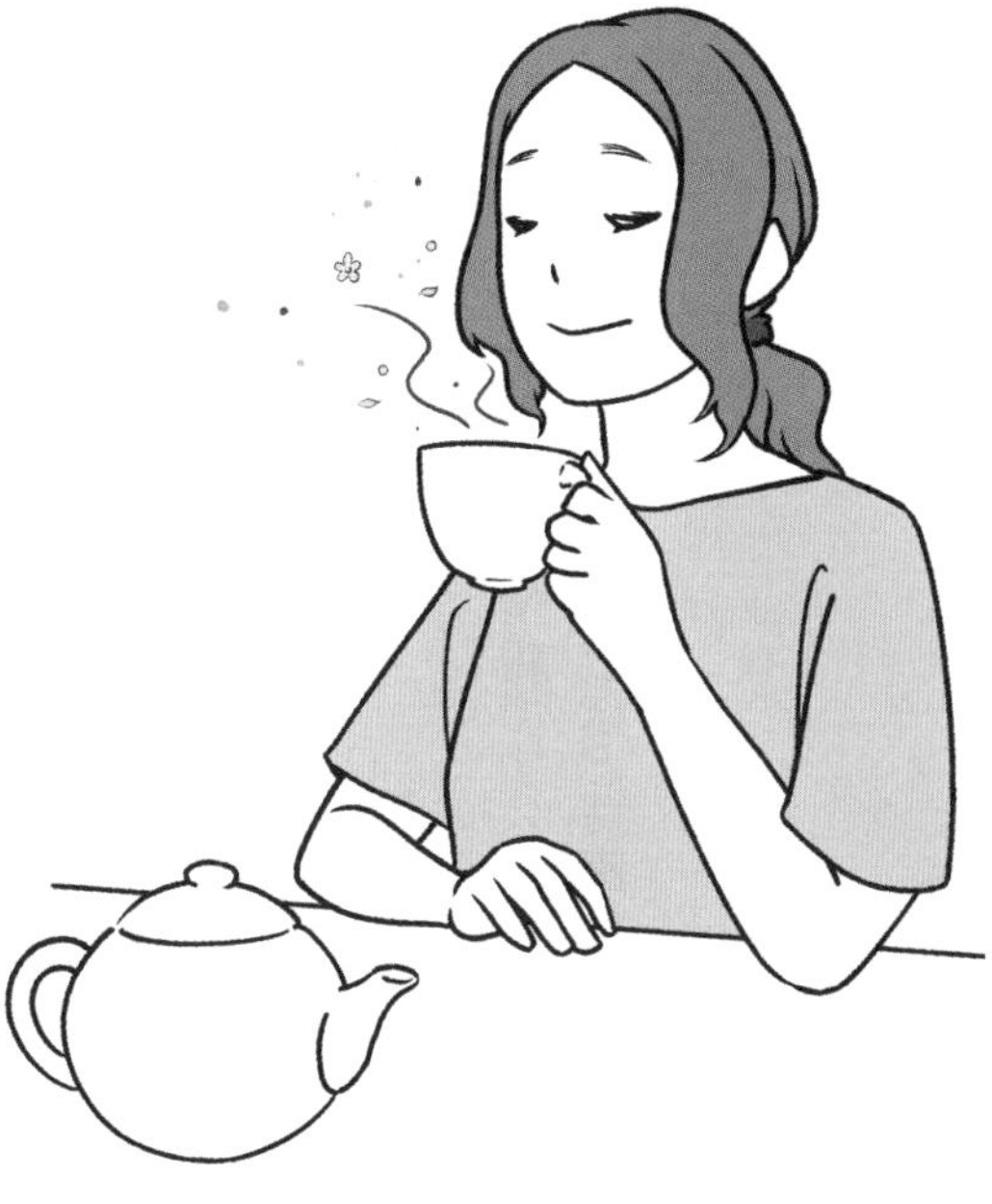

続けることが大切だから
気に入ったものをいくつか
用意しておこう。

41 アルコールは本当にいいものを少しだけ。「1杯目をちびちび」が節酒の極意

●「一気に飲む」「飲み続ける」のがよくない

これまでは、飲酒は、心身をリラックスさせ、適度な量なら健康の害にはならないとされてきました。たとえば、日本酒なら1合、ワインならグラス2杯、ビールなら500㎖……など。

しかし、これらは数十年前の古い情報です。

最新の研究では、お酒は、飲めばのむほど肝臓に負担をかけることが判明しています。アルコールの分解処理を肝臓が一手に引き受けるからです。

楽しい気分になるなどのメリットはあるかもしれませんが、健康への悪影響のほうが上回ってしまいます。

ただ、そうと理屈はわかったとしても、なかなか実行できないのが人間です。ですから、飲む量にだけはお気をつけください。

アルコール飲料100mℓ当たりのエネルギー量

	アルコール度数（度）	カロリー（kcal）
日本酒（上撰）	15.4	109
日本酒（純米酒）	15.4	103
日本酒（本醸造）	15.4	107
ビール（淡色）	4.6	104
ビール（黒）	5.3	46
ビール（スタウト）	7.6	63
発泡酒	5.3	45
ワイン（白）	11.4	73
ワイン（赤）	11.6	73
ワイン（ロゼ）	10.7	77
紹興酒	17.8	127
焼酎（甲類）	35.0	206
焼酎（乙類）	25.0	146
ウイスキー	40.0	237

参考資料：『五訂増補 食品成分表2010』（女子栄養大学出版部）

お酒は、気がついたら、2杯、3杯と飲んでいるものです。そこで実践してほしいのが、**「初めから飛ばさない」**というワザです。

お酒は、飲んでから酔いを感じるまでに30分ほどかかります。酔いを感じる前に1杯目をグイッと飲み干してしまうと、どうしても2杯目3杯目のペースも早くなります。これを避けるために**1杯目をちびちび飲む**。これが節酒の極意。

2つ目のワザが、**飲む前に野菜系のつまみを先に食べること**。

3つ目のワザが、**なるべく昔ながらの製法で丹念につくられた大吟醸など、よいお酒を選ぶこと**。**大量生産された合成アルコールなどは避けましょう。**また、アルコールは栄養がほとんどないのにカロリーが高く、缶ビール1本でご飯を1膳食べたのと同じくらいのカロリーになります。

せっかくご飯を我慢しても、ビールをぐいぐい飲んだら節制の意味がなくなってしまいます。よいお酒と上手につき合って、いつまでもおいしく飲みたいですね。

第3章

心筋梗塞、脳梗塞、動脈効果を防ぐ
高血圧を治すことも
血管強化に効果!

42 血液はトラック、血管は道路。通行止めを起こさないためには？

●流れのいい道路がいい

血液と血管の関係は、荷物を運ぶトラックと道路によく喩えられます。栄養や酸素を体のすみずみに届けたり、老廃物を言わばゴミ処理場である腎臓に運んだりするトラックが血液。血液が通る道路が血管というわけです。

事故や工事のない道路は物資の輸送がスムーズで、経済活動も順調。住民である細胞や臓器の生活にも不便はありません。これは健康な血管に当たりますね。

逆に、事故や工事が頻繁にあると、車線が狭くなり、クルマの流れが悪くなります。すると、必要な物資が届かないトラブルが発生しはじめます。

これはいけません。

血圧は通行量の多い道路と同じ

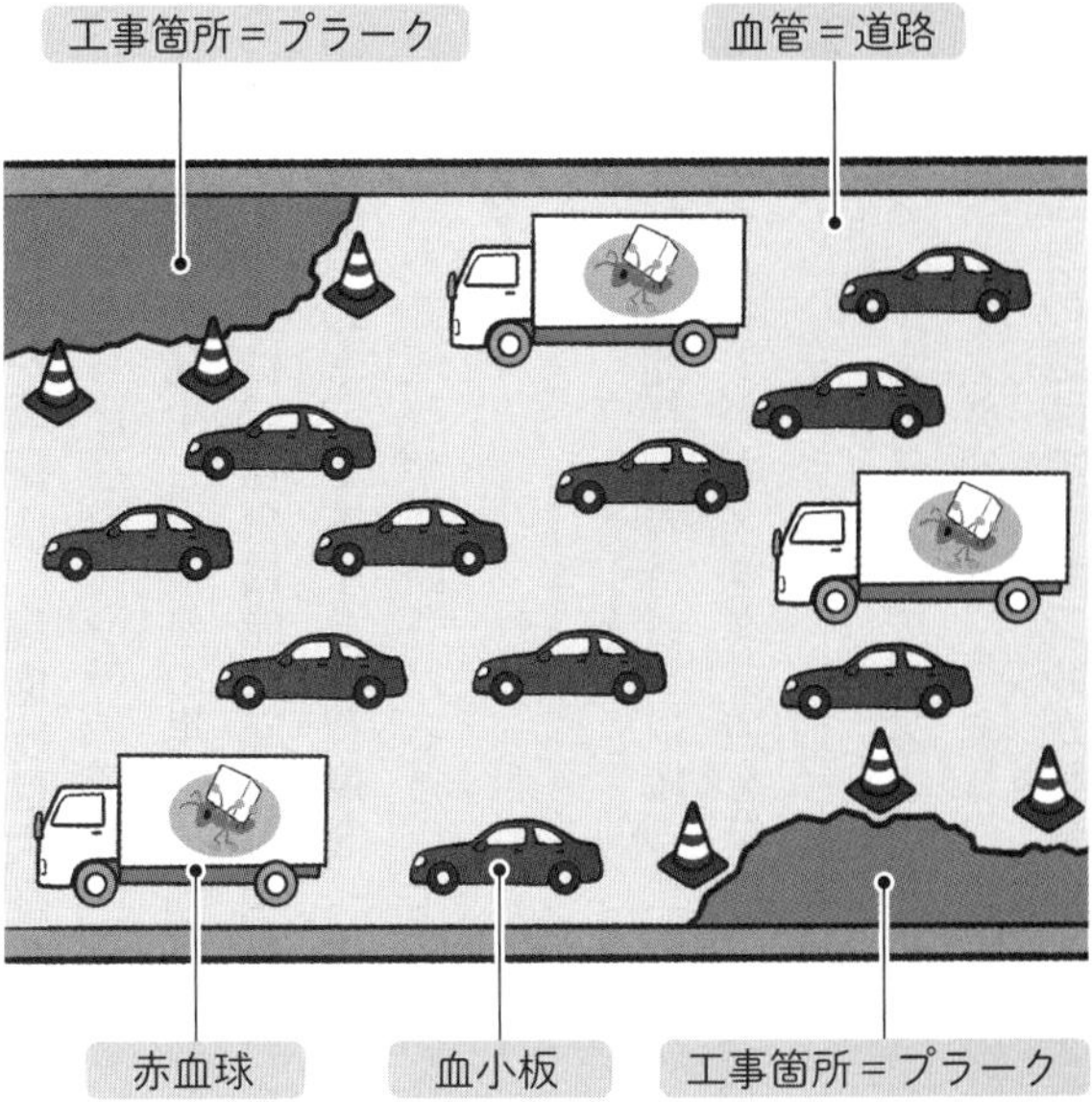

通行止めで社会生活が麻痺！　高血圧は大型ダンプの暴走

動脈硬化は、喩えるなら高速道路や幹線道路の事故といえます。

クルマの流れに滞りが発生し、最悪の場合は通行止めになってしまいます。こんなことになっては、社会機能は麻痺してしまいます。

住宅街の中の生活道路も、１本や２本程度なら工事中でもなんとかなりますが、いたるところで流れが寸断されると、その町の住民は、通常の生活が維持できなくなります。

高血圧は、喩えるなら通行量の多い、道幅の狭い道路です。そして、糖尿病は、大型のダンプカーがガタガタと道を傷めつけながら、休みなく走り続けているようなものです。

道路はきちんとメンテナンスをして、スムーズな流れを維持していくことが必要です。大型トラックの暴走、つまり、**血糖値の暴走を放置しておくと、いずれあちこちの道路でトラブルが頻発してしまう**でしょう。

43 朝と夜。血圧は刻々と変化している――計測はいつする？

●食べても、興奮しても、血圧急上昇！　いつ測ったらいい？

一日のうちにご自分の血圧が、めまぐるしく変化しているということをご存知ですか？　大まかには、夜、就寝中は下がり、日中、活発に活動しているときは上がります。細かな動きでは、カッと怒ったり、素敵な人に突然、話しかけられてドギマギしたりすると、キューッと上がります。

逆に、ウトウトと眠いとき、お酒を飲んでリラックスしたとき、心穏やかにくつろいだときは、徐々に下がっていきます。

こんなに目まぐるしく変わるなら、いったいどのタイミングの血圧を基準にしたらいいのでしょう？

それは、朝起きてトイレに行き、朝食を食べるまでの間です。このタイミングがもっとも安定して計測できるからです。

血圧を上げる行為

起床時

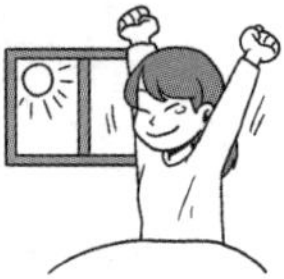

会議や面談

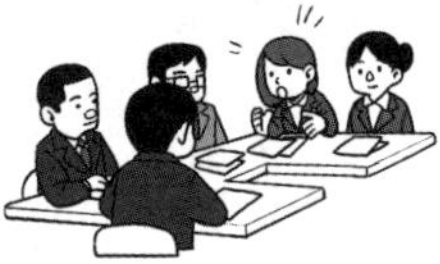

トイレで大便

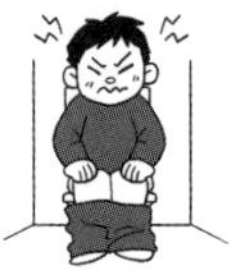

興奮時

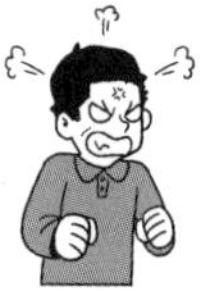

忙しい仕事

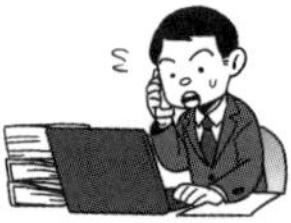

血圧を下げる行為

就寝時

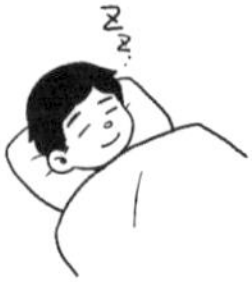

リラックス状態

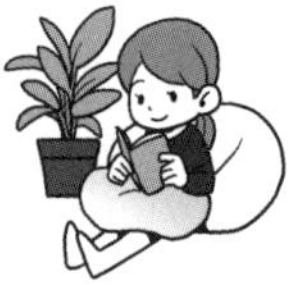

トイレで小用

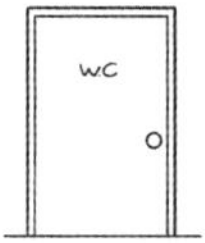

入　浴

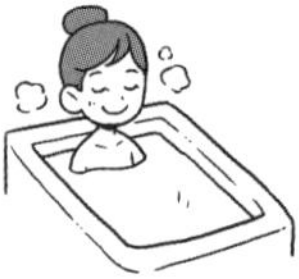

適度の飲酒

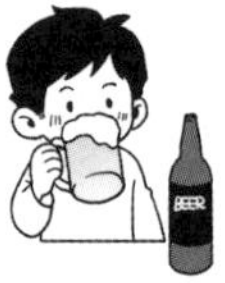

44 座りっぱなしは寿命を縮める!? 突然死の危険も

●脚を組んだだけで血圧アップ

意外と血管に深刻な影響を与えているのが「姿勢」です。

たとえば、座っているとき、脚を組むだけで血圧は高くなります。これは脚の血管が強く圧迫されることで起こると考えられます。ということは、正座はもちろん、頬杖をついて頸動脈を圧迫する姿勢も、脳への血流をさまたげ血圧を上げることになります。要は、しばらく続けていると、体がしびれるような姿勢は、気をつけたほうがいいということですね。

ずっと座っているのもよくない

椅子に座り続けることも、血流を悪化させることがわかっています。お尻と太ももの裏に上半身の全体重がかかるのですから、当然ですね。

そしてこの座り姿勢が命を脅かすことになる一例が、エコノミークラス症候群です。

エコノミークラス症候群は、正式には静脈血栓塞栓症という病気です。**長時間同じ姿勢で座り続けることによって、下肢や上腕などの静脈に血栓が発生**し、それが肺動脈に流れ込むことで発症します。最悪の場合には、死に至ります。

血液は下半身に溜まっている

人間の血液は重力の関係で70％は下半身に溜まっています。これを血管の収縮力で重力に逆らって押し戻しているわけです。

立っている状態では、通常、体を動かしているので血管もよく動きますが、同じ姿勢で座り続けていると血流が滞り、血栓ができやすい状態になります。**オフィスワークやクルマの運転などで座っている時間が長い人は、こまめに立ち上がって体を十分に動かすことが肝腎です。**

長時間とり続けるとよくない姿勢

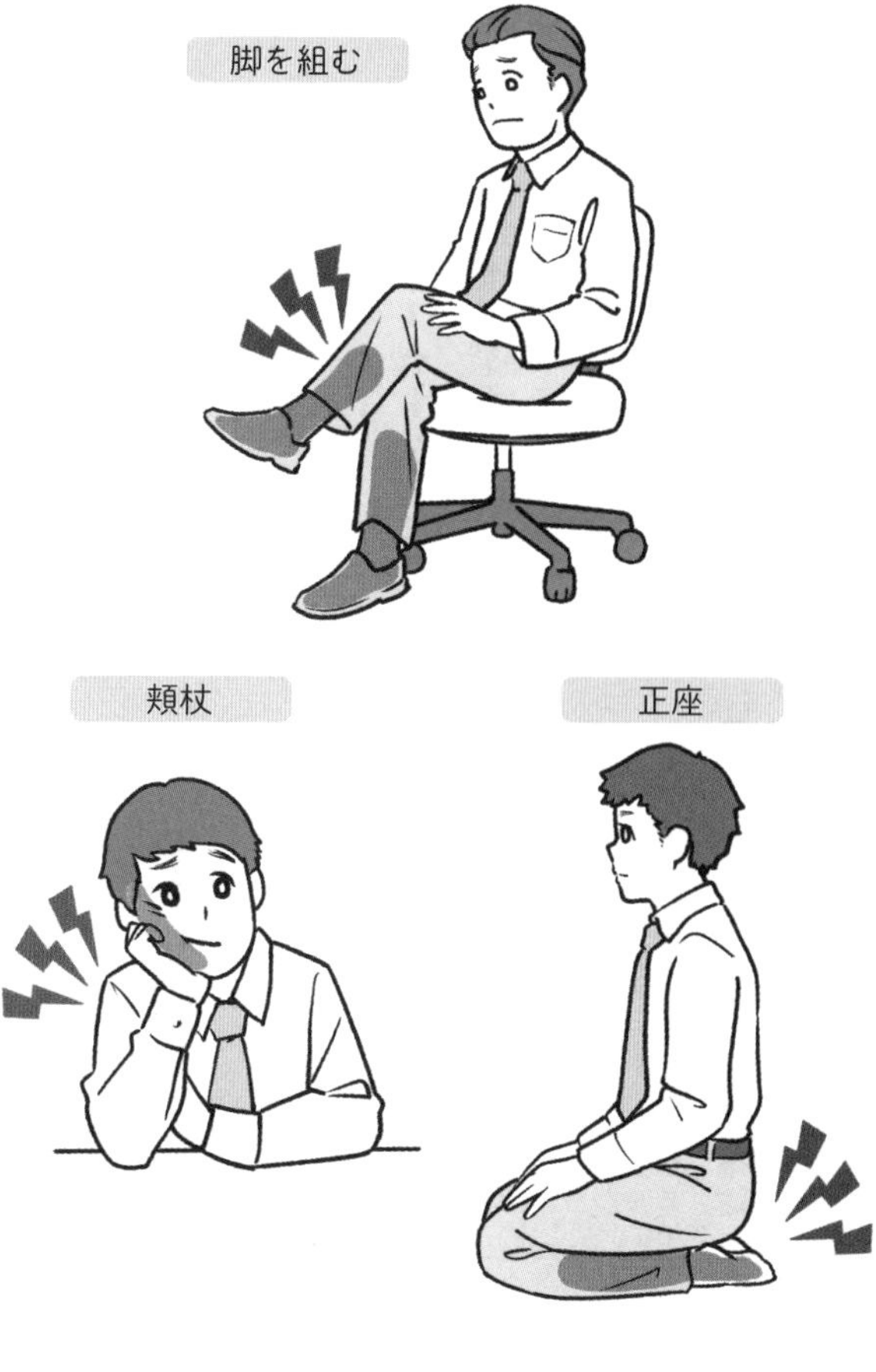

45

優秀なビジネスパーソンに多い職場高血圧

●仕事中は血圧が高くなっている

毎朝、正しく血圧を測って、その値も正常の範囲に収まっていた。それなのに、高血圧の症状が出てしまった！

特に優秀なビジネスパーソンにこのような隠れ高血圧が増えています。せっかく毎日、健康管理に努力しているのに納得がいきませんよね。なぜ、こんな理不尽なことが起こるのでしょうか？

一日の血圧は、活動的な日中に高くなる傾向があると解説しました。特に仕事中は興奮したり緊張したり、集中したりと、血圧が高くなる要素に満ちています。つまり、起床直後は十分に落ち着いていても、職場にいる間は血圧が異常に高いということがあるのです。

これを職場高血圧と呼びます。

職場高血圧

時間による血圧の変化

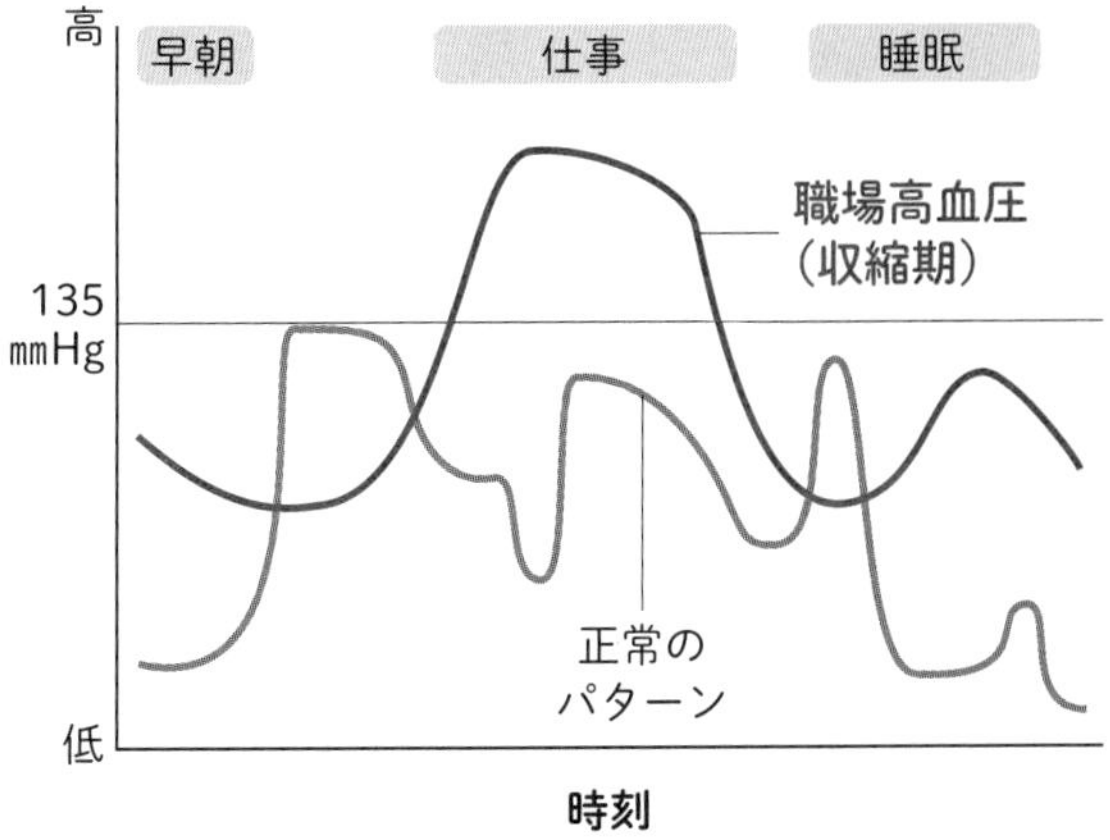

職場高血圧の人は、夜から起床時までは、正常の血圧だが、起床してからしばらくして血圧が上がる。

職場のデスクに携帯用血圧計

家では、食事をして寝るだけ。一日のうち大半の時間を職場ですごしている、という人は、職場高血圧に要注意です。

ある調査によると、職場高血圧は、真面目で上司に信頼される責任感の強い人に多いそうです。なんでも自分で抱え込んで、期待に応えたいという気持ちがアダになるのでしょうか。

また、中間管理職にも多いといいます。上司に怒られ、働かない部下にイライラし、得意先への謝罪に駆り出され……。まったく、お気の毒な役回りです。

そのほか、以下のタイプの人が職場高血圧になりやすい傾向があります。当てはまる人は特に血管のケアに気を配りましょう。

●45歳以上
●喫煙者
●両親、兄弟・姉妹に高血圧の人がいる

46 寝ている間にしのび寄る夜間高血圧

●夜は血管も休憩する

昼間、高かった血圧も、夜寝るころには副交感神経が優勢になり、ぐっと低くなります。

一般的には、10～20％くらい血圧が下がります。昼間に測って120㎜Hgだったとすると、100～110㎜Hgぐらいになるということです。

この就寝中こそ、過酷な仕事を強いられる血管が休息をとれる時間といえます。いくら働き者の血管でも、24時間勤務は過酷すぎます。ゆっくりと休ませてあげたいものです。

ところが、寝ているときに十分に血圧が下がらない人がいます。それどころか、逆に上がってしまう人もいるのです。

このタイプの隠れ高血圧を「夜間高血圧」と呼んでいます。

自分でも気がつかない夜間高血圧

夜間高血圧を発見するには、日中と夜間の両方を比べるために24時間血圧計が必要です。

腕に装着するウェアラブル・タイプの血圧計なら、常に患者さんの血圧を記録してくれます。病院に用意されていますので、試してみたい方は、主治医に相談してみるといいでしょう。

どんな人が夜間高血圧になりやすいのか、はっきりとわかってはいませんが、肥満や糖尿病が原因で自律神経失調症を発症している人に多いようです。この場合は、本人がまったく気がつかないことも少なくありません。

また、血圧の薬を飲んでいる方は、薬効が夜間に切れていることも考えられます。朝まで薬の効果が持続しているのか調べてみましょう。

いずれにしても、就寝時の血圧は低いことが大切です。

夜間高血圧

時間による血圧の変化

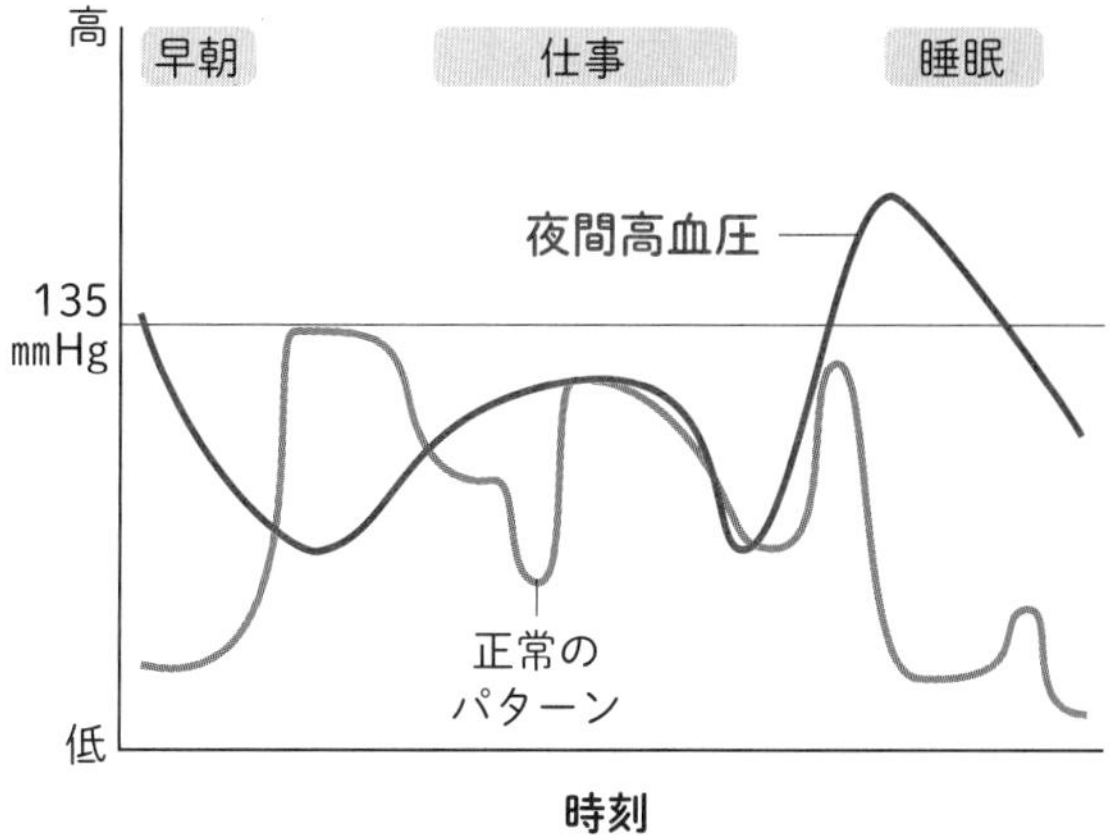

夜間高血圧の人は、夜間も血圧が下がらない「夜間血圧非下降型」(就寝時の血圧低下が10%未満の人)と夜間が昼間に比べて高くなる「夜間血圧昇降型」の2つのタイプがある。

47

家庭血圧——正しい測り方、記録の仕方

●血圧は病院で測るものから、自分で測るものへ

かつて血圧は病院で測ってもらうものでした。しかし、長い時間待たされイライラしているところに、不愛想な先生に睨《にら》まれたのでは、血圧はどうしても高く出てしまいます。それに毎日、朝食前のベストな計測タイミングに測ってもらうのは不可能でしょう。

そこで今は家庭内での計測がスタンダードになっています。これなら朝の習慣として、ゆったり自分のペースで測れますね。

血圧計は、二の腕にカフを巻く上腕タイプがおすすめです。なぜなら、測定位置は、心臓の高さにするのが基本だからです。指先や手首で測るタイプだと、どうしても日によってぶれやすく、正確さに影響します。

また、計測した数値は、日記や手帳に記録しましょう。

これは、ただ記録しておくだけでは意味がありませんよ。**高く出た日は、前日に何を食べ、どんな行動をしていたか、低く出た日は前日にどんな食事をしていたか、思い起こして生活習慣の改善に役立ててください。**

また、病院を受診する際は、持参して医師に見せましょう。

そのほかの、血圧を測る際の注意点は次のとおりです。

血圧は２度測る

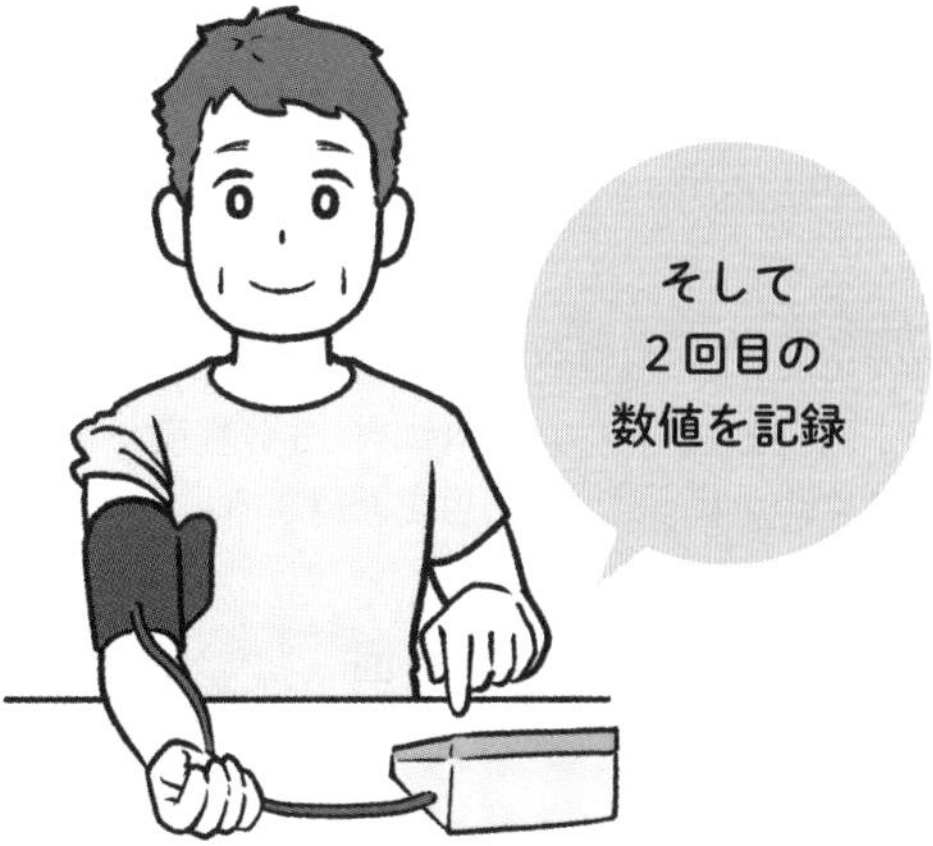

上腕タイプの血圧計の正しい使い方

測定前は2、3分間リラックス

心が落ち着いてから測定。入浴や飲食後は血圧が低くなるので2時間ほどたってから測定する。

カフは上腕に巻いて心臓と同じ高さに

座って、心臓の位置と同じ高さにある上腕で計測する値が血圧の基準。

巻いたカフの真ん中を上腕の内側にある動脈に当てる。薄手のゆったりしたシャツなら着たままでもいいが、厚手のセーターなどは袖をたくし上げると血管を縛るので脱ぐこと。

カフと腕の間は少しゆとりを持たせる

カフと腕の間に指1～2本が入るぐらいの強さで巻く。

1回に2度測定し、2度目の数値を記録

1回目と2回目の間隔は2～3分程度でよい。数値の高低にかかわらず、2回目を記録する。

測定は、朝と夜の1日2回

朝は起床後30分後ぐらいの朝食前に、夜は入浴や飲酒の前に測定する。朝も夜も決まった時間に測るのが理想。

48 ストレスで自律神経が乱れると血管だって大混乱！

●人間の体は精密機械より繊細に、ストレスに反応する

イライラする、クヨクヨする、カッカする。現代社会で生活するかぎり、ストレスがまったくない人などいません。仕事の悩み、家庭の問題、老後の心配など、誰もが日々、ストレスと闘いながら生活しているといって間違いないでしょう。

イライラするとアドレナリンというホルモンが分泌され、興奮して血圧が上がります。これだけでも血管に負担がかかりますが、それにともなって心臓や内臓、脳にも緊張が伝わり、自律神経全体のバランスを崩すことになります。

自律神経は攻撃的なときに働く交感神経と、リラックスしたときに働く副交感神経があります。この２つがバランスを保つことによって、精密な

機械以上に、人間の体はうまく動いているわけです。

しかし、**ストレスによって交感神経が強く働く時間が長く続くと、血管を収縮するホルモンが分泌されて血圧が上がります。**

また、ストレスが強すぎて交感神経と副交感神経がちぐはぐになると、体のいたるところに不具合が発生します。機械がギシギシと噛み合わなくなった状態です。

こうなると、必要がないときに汗が出たり、脈が早くなったり、胃腸が動きを止めてしまったり、夜、眠れなくなったりもして、悪循環に陥ります。

おなかの調子が悪い、肌のツヤがなくなった、手足がむくんできた、肩がこるなど、原因がよくわからない不調は、自律神経のバランスが乱れていることによるものがほとんどです。

ストレスは自律神経失調症の要因のひとつですが、ストレスは、環境を変えるほか、「考え方」を変えるだけでも和らげることが可能です。

自律神経の役割

自律神経	交感神経	運動・活動時に優勢
		血圧上昇
		心機能亢進
		気管支拡張
		瞳孔拡大
		血管収縮
	副交感神経	食事中・睡眠時に優勢
		心機能抑制
		血管拡張
		胃酸分泌
		腸管運動促進
		大量の唾液

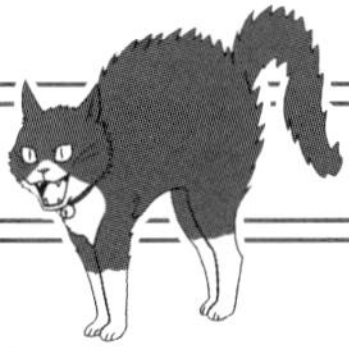

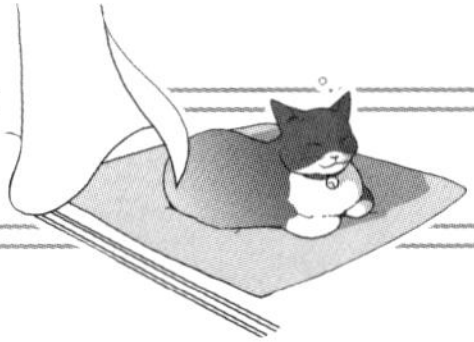

49

太陽のリズムは偉大！夜勤仕事は高血圧に注意

●なぜ暗くなると眠くなる？

自律神経を整え、身体的ストレスを軽減するためにもっとも重要なことが、規則正しい生活、もっといえば、規則正しい睡眠です。

人間は、自然で健康な状態なら、朝、空が明るくなると眠りから目覚め、太陽が真上に昇るに従って活動的になります。

日が沈むとリラックスし、暗くなると眠くなります。これは太陽の動きと体のリズムが歩調を合わせているということであり、「概日《がいじつ》リズム」別名、体内時計と呼びます。

睡眠には、脳から分泌される**メラトニン**という睡眠ホルモンが影響しますが、**メラトニンは、朝の日の光を浴びることで準備がはじまり、目覚めてから14時間ほどたつと分泌が盛んになります。**

規則正しい生活を心がけることが大切

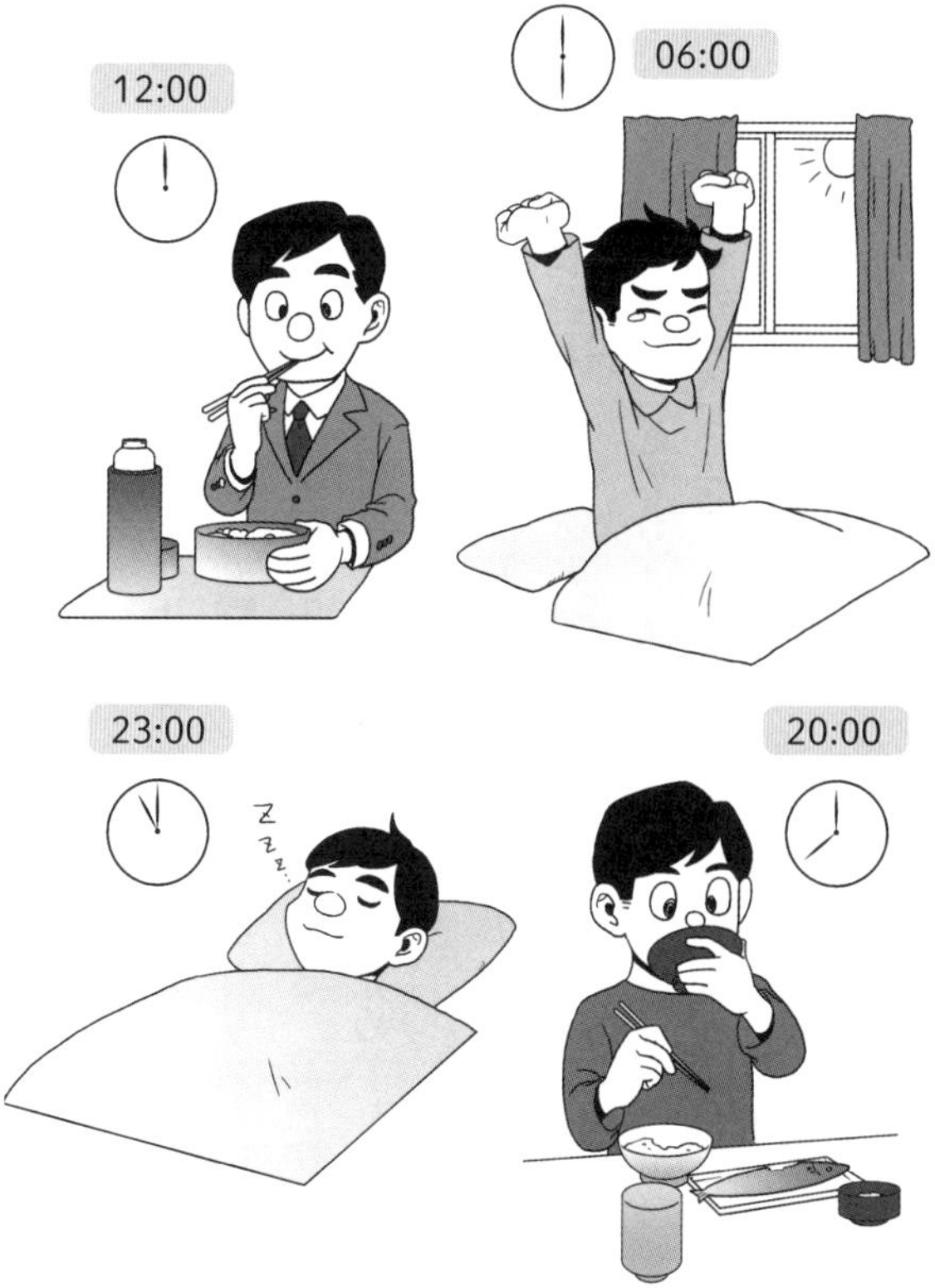

朝7時に起きると、夜9時か10時に眠くなるのは、このためです。

夜勤の人は要注意。規則正しい生活が一番

夜更かしをしたり、休日に昼まで寝ていたりして概日リズムに逆らった生活を繰り返していると、次第に睡眠の質が落ちていき、**高血圧になっていきます。**眠れない、寝てもすっきりしない、夜目が覚めてしまう、などのトラブルは、このようにして起こります。

医師や看護師、パイロットやCA、ホテルスタッフ、コンビニエンスストアの店員、工場作業員、トラックの運転手など夜間に勤務がある人は、概日リズムが狂いやすいと思われます。

そのほかの仕事でも夜勤や三交代制の仕事をしている人は、ご自身の血管にそうしたリスクがあることを知って、体をいたわりましょう。なるべく規則正しい生活を心がけることが大切です。

50 心臓も血管も、深くたっぷりした睡眠で復活する

●横になると、心臓も血管も、ひとやすみできる

十分な睡眠は、血管の若返りに大切な生活習慣です。

第一に、睡眠はストレス解消になります。そうです、よく眠るだけでストレスは減らせるのです。肉体、神経、血管ともに、健全な睡眠をとったあとは元気になるものです。朝起きたときに、どんより疲れているようではいけません。

立ち姿勢、座り姿勢でいるとき、血液の70％が下半身に溜まっています。横になると、重力から解放されて血流が無理なく流れます。当然、血圧も下がり、血管の負担も軽減します。通常、横になって寝ているときは10〜20％ほど血圧が低くなります。

ところが、151ページで紹介した夜間高血圧になると、血管が休まる

時間がなくなり、余計に負担をかけることになります。

スムーズな入眠のためにできる簡単なこと

ベッドに入る1時間ほど前に**入浴**するのはおすすめです。入浴でいったん上がった体温が下がってくるのが、約1時間後です。**眠気は体温が下がるときにもよおす**ので、入眠がスムーズになるからです。

また、寝る前に**軽いストレッチ**をするのもいいでしょう。筋肉をほぐすと血流がよくなり、神経がリラックスします。**ただし、痛いと感じるようなきついストレッチは逆効果になります。**

そのほか、読書、アロマ、音楽、温めた牛乳を飲むなど、いろいろな方法がありますので、自分に合ったものを見つけて実践してみてください。

ちなみに、**寝酒を飲むと寝つきがよくなる、というのは間違いです。**それは気のせいで、夜間高血圧の原因のひとつが飲酒だと推測されています。

横になると血圧は下がる

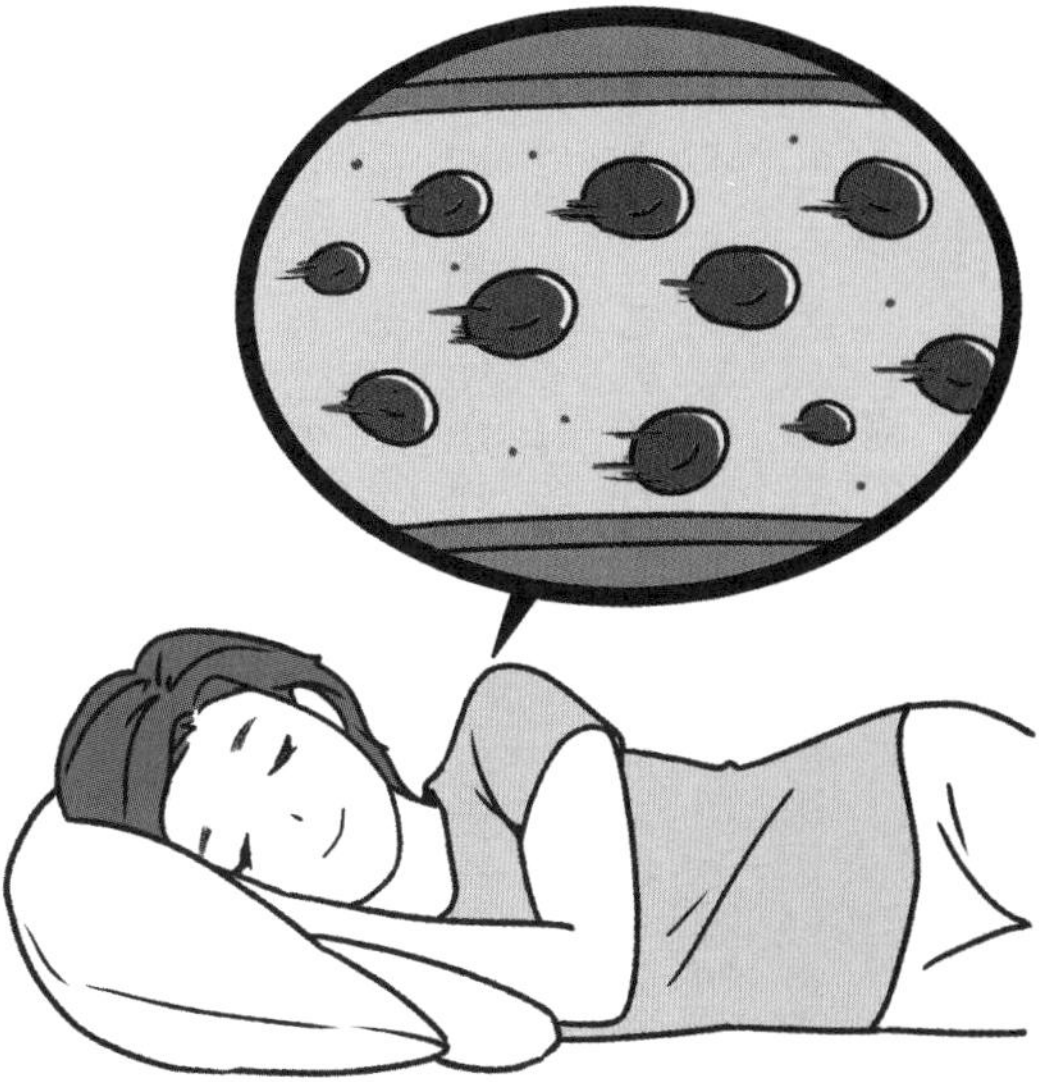

体を横にすると心臓の負担が減り、血圧が下がり血流がスムーズになる。ときどき体を横にして休めることは、血管や心臓にとってもＧＯＯＤ！

51 ねこ背になると肺に入る酸素量は半分以下に！

●スマホが、高血圧の遠因になるしくみ

悪い姿勢の代表「ねこ背」。頭を前に傾けてスマートフォンをのぞき込む時間が長くなったせいで急増しています。心当たりはありませんか？

人体は約7kgもある頭が体の一番上に載っているため、ちょっと頭の位置をずらすだけでも、それを支えるために背中や腰を曲げてバランスをとらざるを得ません。**これで神経にも、血管にも大きな負担がかかります。**

実際、姿勢よく立っているときよりも10〜20㎜Hgほど血圧は上がります。なぜなら、肺に入る空気の容量が、姿勢のいいときの半分以下になって血中酸素濃度が下がり、心臓や周辺の血管は圧迫されているから。

そうなると血管は通常より強く血液を押し出さなければならないので、結果的に血圧が上がるのです。

ねこ背と正しい姿勢

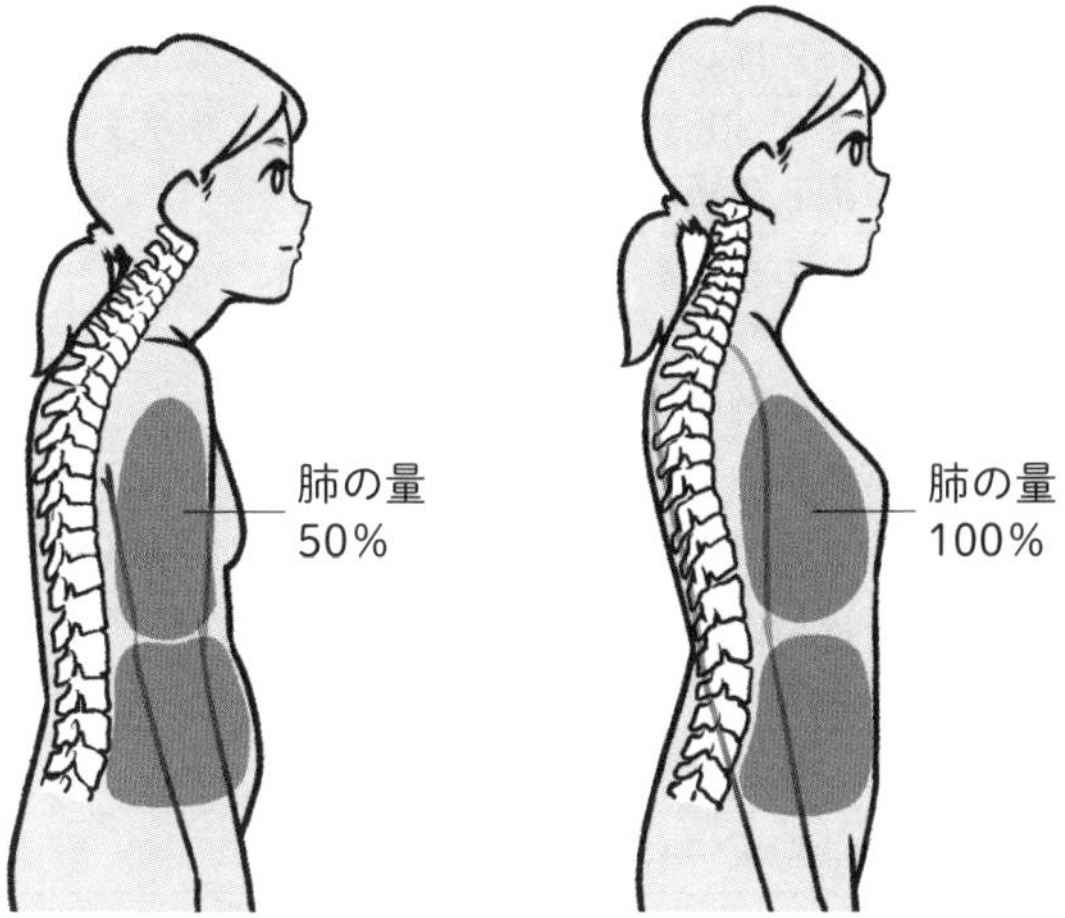

ねこ背

ねこ背になると、首が前に出るためストレートネックになり、胸椎と腰椎が丸まり、首にも背にも負荷がかかる。

正しい姿勢

ねこ背を治して、正しい姿勢を保とうと、いつも意識する努力が大切。正しい体の動きを学んで、体に覚えさせよう。

頭が空から引っ張られているイメージで背筋を伸ばす。壁を背にして立ったとき、腰の後ろに手のひらが入らないようぴったり壁についた状態で立つのがよい。後頭部、両肩、腰、お尻、かかとが一直線に壁に接した状態が理想。

すぐにねこ背に戻ってしまったとしてもＯＫ。根気よく続けるうちに改善していく。

COLUMN

血管にいい食生活セルフチェック

- □ 調味料にはレモンやお酢をよく使う
- □ 善玉ミネラル（カリウム、カルシウム、マグネシウム）を意識して摂取している
- □ 炒めものをするときに塩の代わりにカレー粉やハーブ類を使用する
- □ わかめの酢の物、こんにゃくやごぼうなど食物繊維の摂取を心がけている
- □ ランチはできるだけ人と食べるようにしている
- □ パンは白い食パンよりライ麦パン、お米は白米より玄米を食べている
- □ 一日の糖質摂取量を気にかけている
- □ 食事は野菜中心にしている
- □ 肉より魚を主菜にするようにしている
- □ 炒めものにはオリーブオイルや米油を使用している
- □ ニンジン、カボチャなど抗酸化物質を含む食材をとるようにしている
- □ 食後には必ず、コーヒーかお茶を飲む

セルフチェック採点表

チェック項目数		
12	○	満点です。この食生活を続けよう
6〜11	△	まずまずだけど、さらにほかの項目もチェックできるようにすれば安心
0〜5	×	直ちに食生活を改善しよう

第4章

心筋梗塞、脳梗塞、動脈効果を防ぐ

脂肪を減らして
血管を若返らせる！

52 中性脂肪はこれで確実に減る!

●中性脂肪とコレステロール

血管を傷める三大要素は、「高血圧」「糖尿病」「脂質異常」でしたね。

そのうちの「脂質異常」とは、具体的には、中性脂肪が増えすぎている状態や、コレステロールが増えすぎたり、減りすぎたりしている状態を指します。

中性脂肪もコレステロールも、どちらも血中脂質です。

中性脂肪は、飢餓に備えて体が「内臓脂肪」や「皮下脂肪」として蓄えます。いざ、飢餓に見舞われた場合は命綱として役立つエネルギーですが、溜まりすぎると肥満の原因となります。

このうち、**内臓脂肪が特に厄介で、インスリンの働きを阻害して血糖値を下がりにくくします。**また、善玉コレステロールの働きも悪くします。

つまり、中性脂肪は、直接的には血管を傷つけませんが、背後から悪影響を与える黒幕といった存在なのです。

　中性脂肪の異常（増えすぎ）は、主にカロリーのとりすぎが原因で起こります。油脂類、炭水化物、お酒、菓子、乳製品などを食べすぎれば、グーンと増えます。中性脂肪を減らすには、これらの摂取量を減らして、さらに「本章で紹介する体操」を行なってください。

　コレステロールについては、古い知識を信じていたり、誤解したりしている人が多いようなので、次項でくわしく説明します。

脂質異常症の診断基準

	空腹時血清脂質値	
高中性脂肪血症（高トリグリセライド血症）	中性脂肪（トリグリセライド）	150mg／dl以上

※空腹時に採血した血清中１dlあたりに含まれる脂質の量。
この診断基準は、薬を使う治療の開始基準を示すものではありません。

53

コレステロールは血管の若返りに欠かせない材料だった

●ホルモンの原料にもなる。イカを我慢しても効果はない！

コレステロールも、中性脂肪と同じく、血中脂質です。

コレステロールには、〝血管を詰まらせる悪玉〟というイメージがあるかもしれませんが、それは正確な知識ではありません。

コレステロールは、脂質の一種であり、人間の体にある60兆個の細胞の細胞膜を作る材料となる重要な存在です。

細胞膜の新陳代謝に貢献するのですから、当然、血管内皮を若々しく再**生する際にも欠かせません。**

さらにコレステロールは、男性ホルモン、女性ホルモン、副腎皮質ホルモンの原料ともなります。コレステロールが不足すると、肌や髪がパサつくなど、細胞に元気がなくなります。

54

コレステロールの善玉と悪玉はどう違うのか?

●結びつくたんぱく質によって異なるだけ

コレステロールには、善玉と悪玉の2種類があると聞いたことがある人はいるでしょう。その違いはなんでしょうか?

コレステロールは脂質の一種であり、水に溶けません。したがって、血液中を移動する際はアポたんぱくという特殊なたんぱく質と結びついています。その結びつくアポたんぱくの種類が、LDLか、HDLかによって、LDLコレステロール、HDLコレステロールとなるのです。ベースとなっているコレステロールは同じです。

HDLコレステロールは、血管内にある余分なコレステロールを回収する、いわば血管の掃除屋です。血管がきれいになるので、数値は高いほうがよく、それゆえに善玉コレステロールと呼ばれるようになりました。

ＬＤＬコレステロールは、各臓器にコレステロールを運ぶ重要な役割を果たしています。しかし、コレステロールが多くなりすぎて届け先がなくなると、血液中にコレステロールを放置してしまいます。

かつては、この放置されたＬＤＬコレステロールが動脈硬化の原因となると考えられていました。そのせいでＬＤＬコレステロールは悪玉コレステロールと呼ばれるようになりました。

しかし、今では、**その定説に間違いがあり、ＬＤＬコレステロールが直接的に動脈硬化の原因になるわけではないことがわかっています。**

ＬＤＬのうち、小型のタイプで酸化した「ｓｄＬＤＬコレステロール」こそが、極悪の存在なのです。よって、健康診断で総コレステロール値や、**ＬＤＬコレステロール値が高かったからといって、即がっかりする必要はありません。**このｓｄＬＤＬコレステロールの数値は、最近、一部の病院で検査できるようになりました。検査が可能な病院はインターネットで検索をしてみてください。

LDLコレステロールとHDLコレステロール

LDLコレステロール

血液にのって各臓器に運ばれ、細胞壁の材料となる。多すぎると血管内に残って動脈硬化の原因となると誤解されてきたために悪玉コレステロールと呼ばれている。実際は、「sdLDLコレステロール」が原因である。

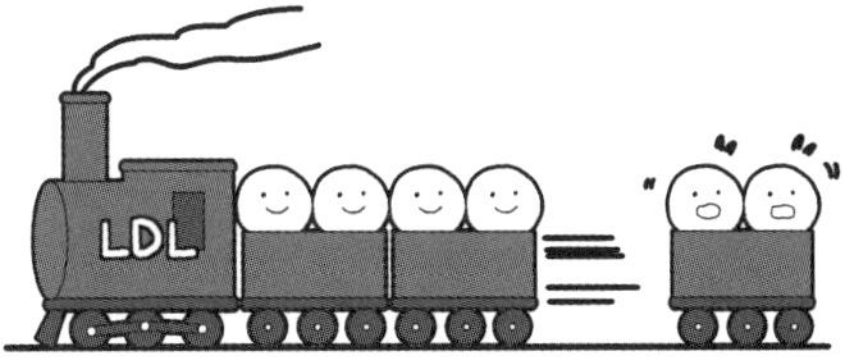

sdLDLコレステロール

通常のLDLコレステロールよりサイズが小さく、血管の壁から細胞へ入り込みやすい。血管壁に入ったsdLDLは、動脈硬化や血管を詰まらせるプラークを作る原因物質となる。

HDLコレステロール

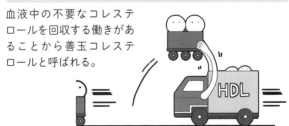

血液中の不要なコレステロールを回収する働きがあることから善玉コレステロールと呼ばれる。

55

悪玉コレステロールにまつわる大誤解。定説は間違っていた！

●血管を傷つける悪玉は、ほかにいた！

古い知識や間違った情報に振り回されて、コレステロールを十把一絡げに悪玉扱いしてはいけません。

コレステロールを減らしすぎると免疫力が下がり、風邪を引きやすくなり、がんのリスクが高まるという報告もあります。高血圧や高血糖などのリスク要因がなければ、**コレステロールの総量はあまり気にしなくていい**でしょう。

もうひとつ誤解されているのは、イカや卵を食べるとコレステロールが増える、ということです。

実は、体内のコレステロールは、その70～80％が肝臓で合成されており、

コレステロールの大半は体内で作られている

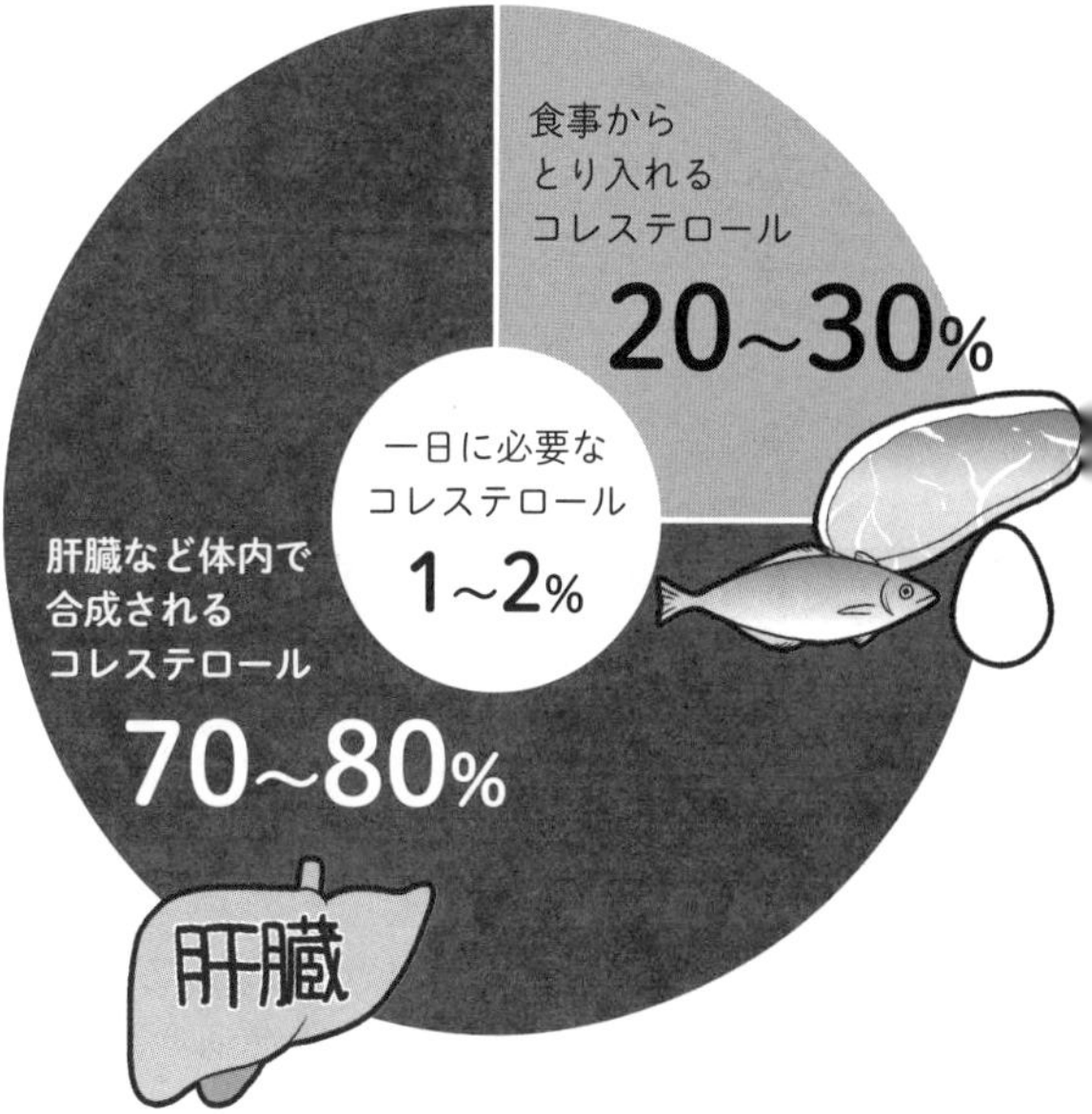

食品に含まれるコレステロール量に神経質になる必要はない。私たちの体内に存在するコレステロールの70～80%は、体内で作られるからだ。コレステロール値を下げることより、中性脂肪を増やさないようにすることが、動脈硬化の予防には大切だ。

なおかつ常に一定量に保たれています。

だから、ラードや牛脂など動物性脂肪の摂取量を控えることは望ましいのですが、だからといって、それらを減らしても血中コレステロール値がすぐに下がることはありません。

コレステロール値を減らすことよりも、善玉コレステロールの働きを阻害する中性脂肪を減らすほうが大切です。

病気になりにくいコレステロールの適正値

（糖尿病など「動脈硬化の危険因子」がほかにない場合）

HDLコレステロール	50～100mg/dlが健康を守りやすい。100mg/dl以上の場合、量は多いが機能していないケースもある
総コレステロール値	180～240mg/dlぐらいが健康を守りやすい

56 ちょこちょこ運動で優良物質NOを増やそう

●すきま時間にふくらはぎを刺激すれば人生は変わる！

中性脂肪を本格的に減らすには、ある程度負荷のかかる運動が必要ですが、血管の弾力性を保ち、若返らせる優良物質NO（一酸化窒素）を増やすなら、**軽い運動のほうが十分な効果が得られます。**

特に、重力の影響で血行が滞りやすい下半身を刺激する体操が有効です。**下半身に溜まった血液は、ふくらはぎなどの筋肉の動きによって上半身に戻されます。**この第2の心臓とも呼ばれるふくらはぎを元気にすれば、血管にも好影響があるのは明らかです。

ふくらはぎを元気にする第一歩は**マッサージ**です。すねの骨に沿って、水分を押し上げるようにイタ気持ちいいくらいの力でなで上げます。

2つ目は、ごく軽い体操です。

例えば、屈伸運動とつま先立ちです。どちらも、10〜20回、キュッキュッとリズミカルにふくらはぎを刺激します。

手のひらをグー、パーさせることを繰り返す体操も効きます。たったこれだけの動きですが、血管は確実に若返ります。ギュッと手に力を入れた瞬間、一時的に血流が途絶えます。そのあと手をパッと開くと血流がドッとよくなります。**そのときにNOが出て血管が若返るのです。**こんなに簡単なら仕事の合間にもできますね。

椅子に座っている最中も、脚を水泳のバタ足のように動かしたり、左右に開いたり閉じたりしてみましょう。たった15秒ほどで体がぽっと温かくなります。これは明らかに血行がよくなった証拠です。思い出したときに、何度でもやりましょう！

血管の若々しさを保つちょこちょこ運動

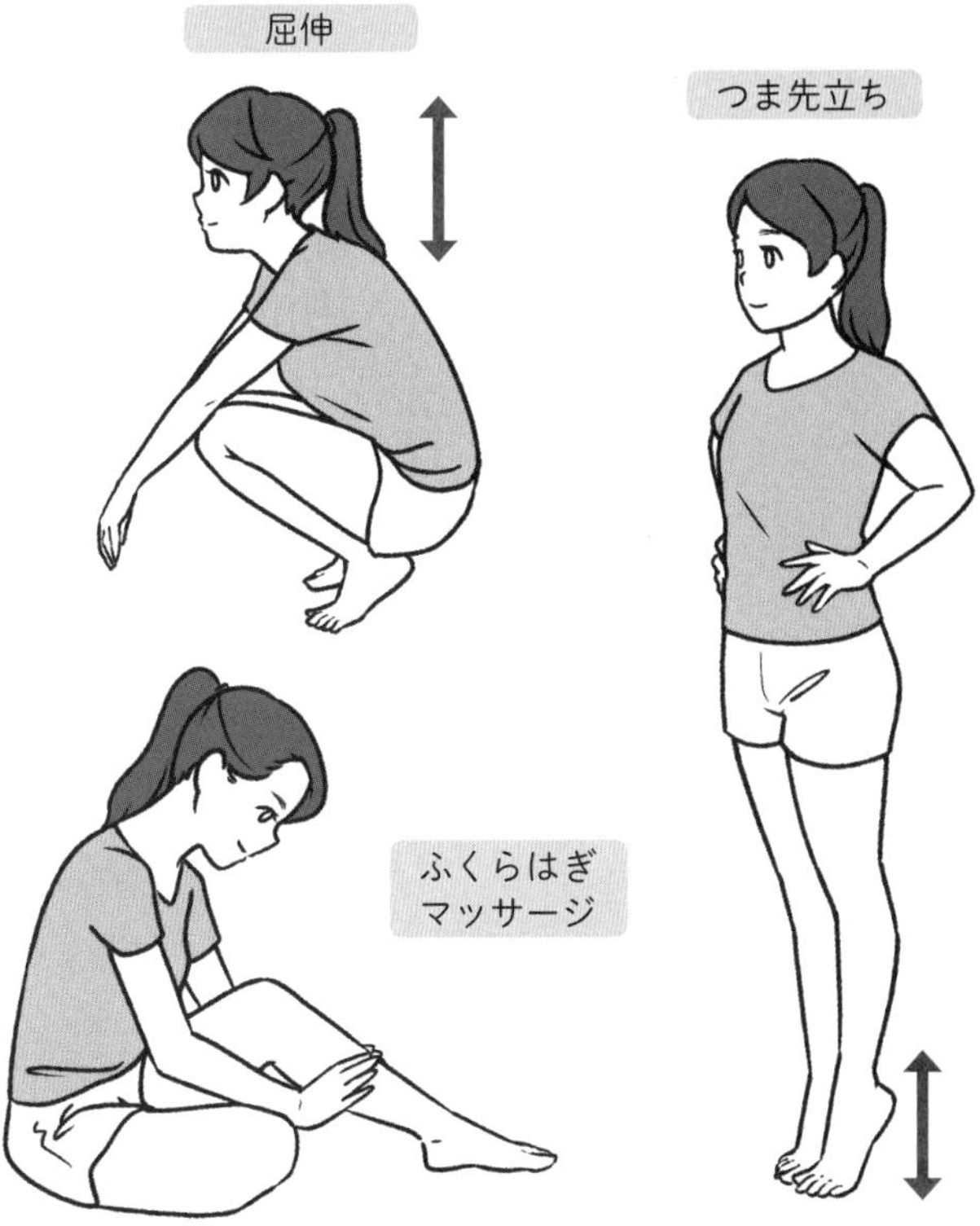

激しい運動でなくてOK！
大切なのは、ちょこちょことまめに動かすこと！

血管の若々しさを保つちょこちょこ運動

手のひらを
グー、パー
させる

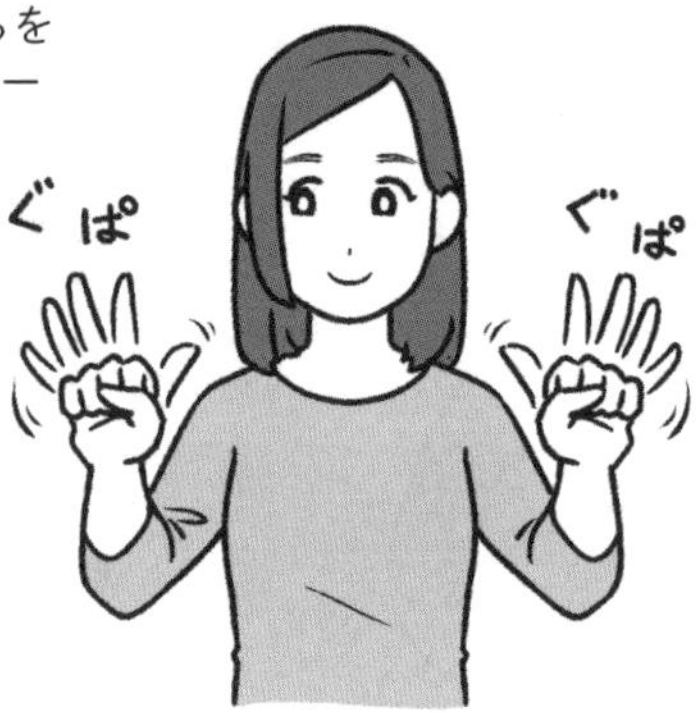

デスクワーク中も
脚をバタバタ
動かそう

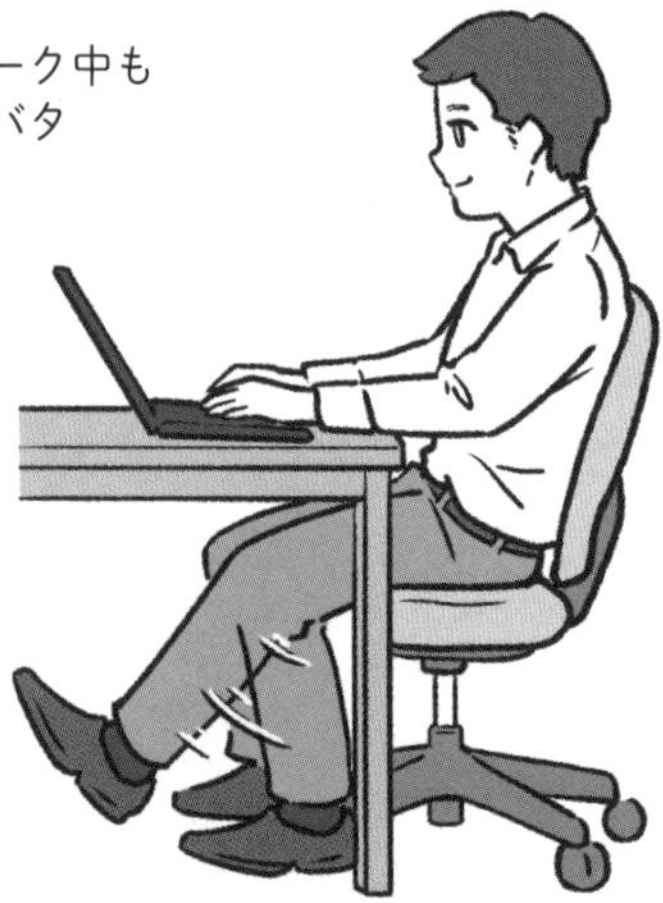

57 ウォーキングはこの正しいフォームで

●有酸素運動の代表ウォーキングで肥満解消

先日、還暦を超えたメンバーで構成されたダンスチームの奮闘ぶりをテレビで拝見する機会がありました。みなさんハツラツとしてお元気で、肌ツヤも最高でした。

日頃の運動習慣が血管年齢の若さに影響していることは間違いありません。

ジョギング、サイクリング、水泳、ダンスなどの有酸素運動は、中性脂肪を燃やして善玉コレステロールが十分に活躍できる場を作ってくれます。

中でも、道具が必要なく手軽にはじめやすいのがウォーキングです。ただ、血管の若返りを目的として歩くときは、のんびり散歩するときと違って**フォームが重要です。早く歩く必要はありませんが、股関節とひざ裏をしっかり伸ばすこと。**視線は普段より遠くに置くと自然と背筋は伸びます。

トレーニングとしてのウォーキング・フォーム

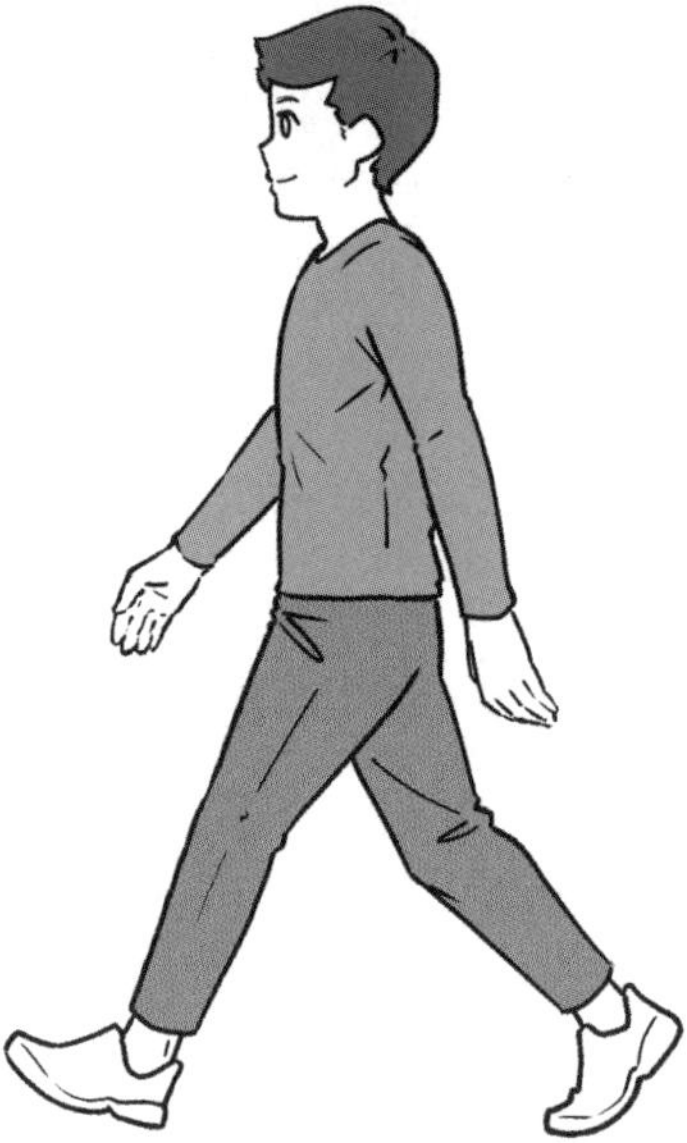

- 頭は真上に引っ張られる感じで。
- 視線はまっすぐ、少し遠くを見る。ひじは軽く曲げ腕は自然に振る。
- 蹴るときに、股関節までまっすぐに伸ばす。ふくらはぎを意識する。
- かかとで着地。
- 重心は中心より少しだけ前寄りに。歩幅は広めに。
- 1日30分を目標にしよう。疲れきるほど歩くと、逆に老化を促進するので、欲張らないように！

58 モグラたたきの要領で、上がる血糖値をバシッと抑えるワザ！

●食後の散歩が血糖値上昇を抑える

ウォーキングは、長く続けることで数カ月後くらいから徐々に肥満が解消していき、血管は若返っていきます。

これを運動の慢性効果といいます。

それに対して、運動直後の即効性を期待するのが急性効果です。

運動の急性効果をねらったものの代表が、「食後ウォーキング」です。

運動をすると筋肉がエネルギーを必要とするために、血液中の糖分を消費します。つまり、食事をしたことで上がりかけた血糖値を、急性効果がモグラたたきの要領でバシッと抑えてくれるわけです。また、歩行というリズミカルな運動が、ストレスを解消してくれます。

ランチは遠回りして行こう

わざわざ食後に運動をする気にはならないという人は、ランチを外食にしてあえて少し遠い店まで行くといいですね。昼休みの時間を有効に使って、散歩と昼食を兼ねれば最高です。いつもならエレベーターを使っているところを、**ランチのあとだけ階段にする**のもいいでしょう。社内でランチを食べる人は、食後にコンビニや書店に出かける習慣をつけましょう。

テレビや動画を見ながらストレッチ

夕食後のウォーキングが億劫ならば、ストレッチを実践してください。ストレッチは心拍数が上がるわけではないので運動をした実感に乏しいという人もいますが、**座ったまま腕、腰、腿、ふくらはぎをグッと伸ばすだけでも、急性効果は期待できます。**そして基礎代謝が上がることもわかっています。あらゆる工夫をして、小さなことを続けていくことが、のちに大きな差を生みます。

運動療法の効果

急性効果	運動した直後に一時的に現われる。 ●筋肉を動かすと血液中のブドウ糖が使われ、その分、血糖値が下がる。 ●食後に運動をすると食後血糖値の上昇を抑制できる。 ●軽く汗をかくことでストレスが解消され、爽快感が得られる。
慢性効果	運動を継続することで現われる。 ●基礎代謝量が増え、脂肪がエネルギー源として使われ体脂肪が減少。 ●筋量が増えるとインスリンの働きが向上し、血糖値が上がりにくくなる。 ●血液中のブドウ糖を筋肉に取り込むのに必要なたんぱく質が増え、効率よくブドウ糖を消費できるようになる。 ●筋力・持久力・柔軟性など総合的に体力が向上し、疲れにくくなる。

ボール投げ運動

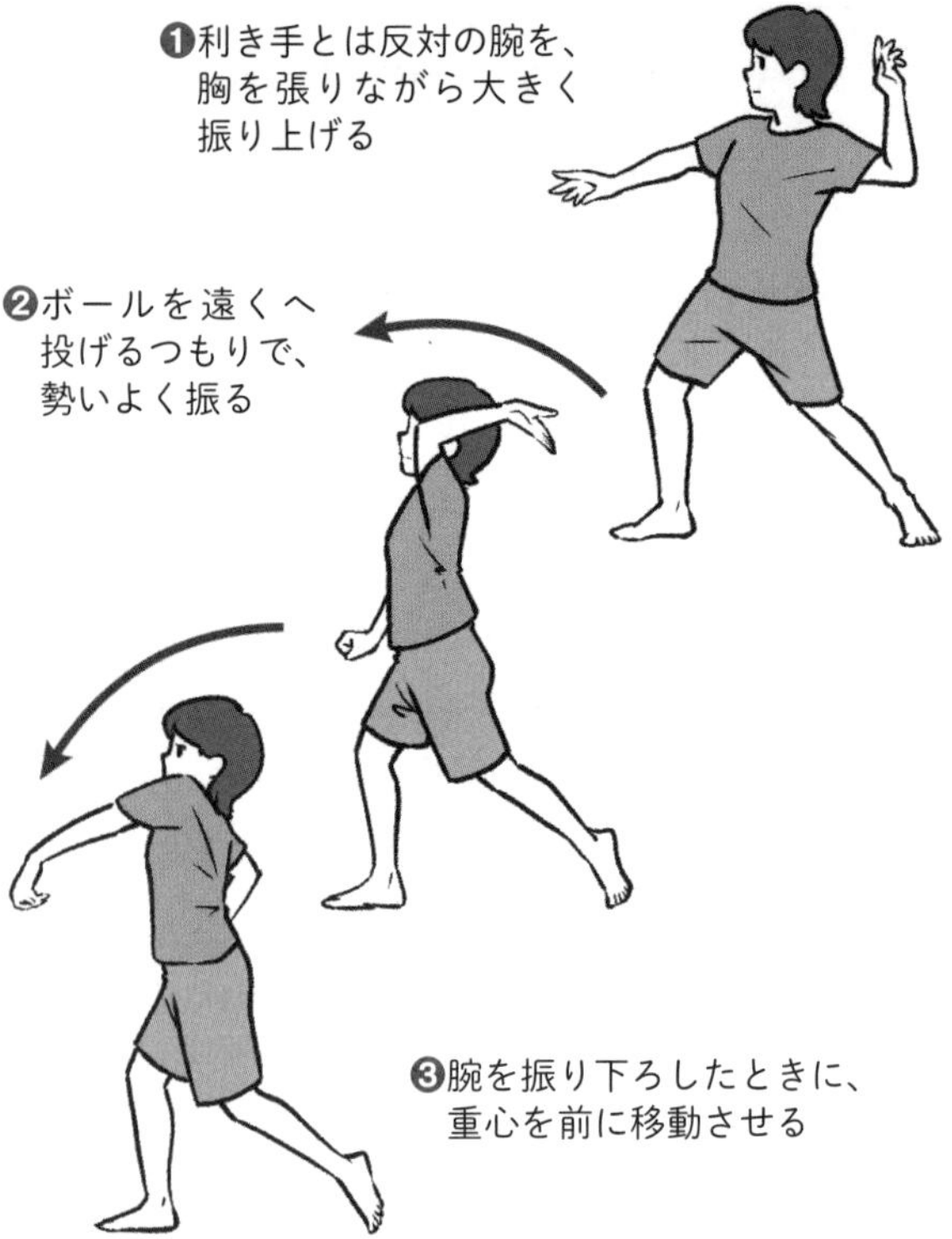
❶利き手とは反対の腕を、
胸を張りながら大きく
振り上げる
❷ボールを遠くへ
投げるつもりで、
勢いよく振る
❸腕を振り下ろしたときに、
重心を前に移動させる

ストレッチをしたとき、筋肉のほかに血管も一緒にストレッチされている。血管を柔軟にして、血管若返り成分NOの分泌も盛んにする。

59 筋トレで一番鍛えたいのがインナーマッスル

●美しい姿勢やアスリートの可能性は、体幹力で決まる!

有酸素運動、ストレッチに続いて実践してほしいのが筋力トレーニングです。筋肉がつけば基礎代謝がアップして太りにくい体質に変わります。一日に使うエネルギーの約40%が、筋肉で使われているのです。中性脂肪がおなかにつくことも防げますし、ねこ背も予防できます。正しい姿勢を長く維持するには、背中やおなかの筋力が必要であり、背筋力が足りないことが、ねこ背の一因だからです。

筋トレで真っ先に鍛えたいのは、インナーマッスルです。これは深層筋ともいい、体の基幹を支える筋肉です。**基礎はすべてに影響します。**具体的には、体の中心に近い背中、股関節、肩関節周辺の筋肉です。

腹筋のトレーニング

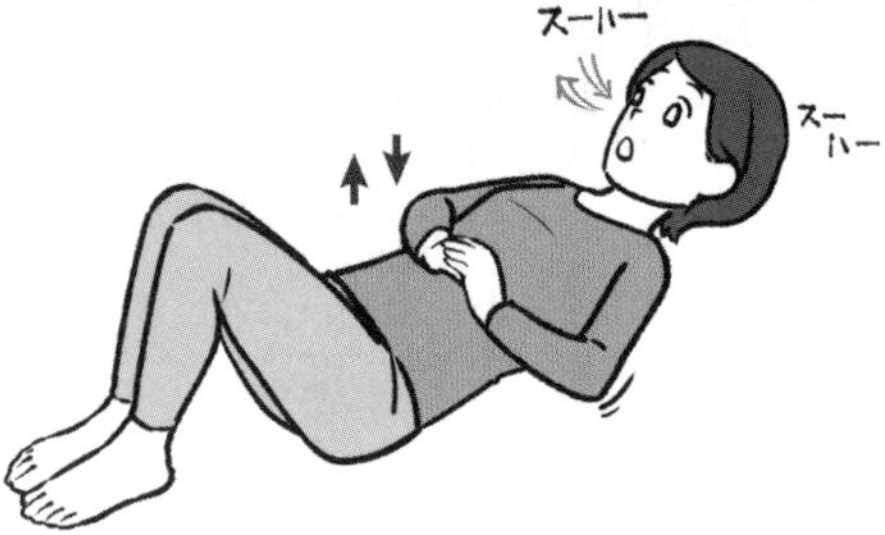

❶両ひざを立てて仰向けになり、両手をおなかの上に重ね、力を抜いてリラックスする。

❷腹式呼吸で長く息を吐きながら、おへそ回りを凹ませる。息を吐ききったら、一気にお腹の力をゆるめ、鼻からゆっくり息を吸い込み、おなかをふくらませる。

❸両手で❶～❷の腹筋の動きを確認したら、再び息を吐きながらおなかを凹ませ、その状態のまま、胸式呼吸を10回繰り返す。

仰向けに寝て、ひざを軽く曲げて両足を上げる。両腕は伸ばして両手のひらを床につける。

息を吐きながら両手で床を抑え、骨盤を手前に引き寄せるようにゆっくりお尻を持ち上げる。お尻が床から少し浮けばよい。10回繰り返す。

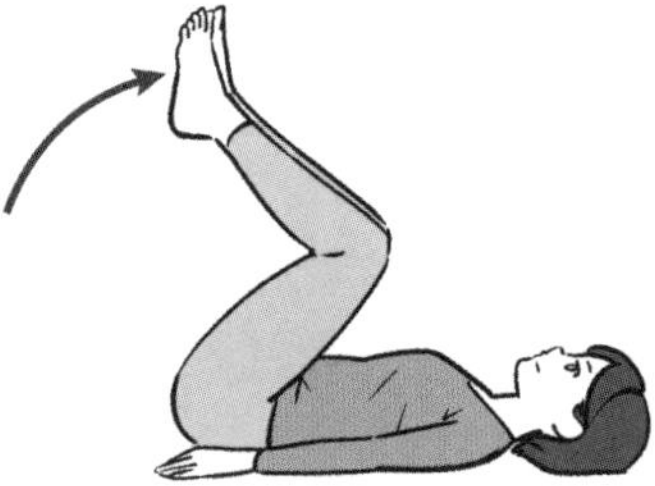

60 水泳、球技は、「冷え」と「人間関係」に注意!

●スポーツでも、人間関係がストレスになることがある!

ほかの運動の血管若返り効果はどうでしょうか?

水泳や水中ウォークは、人気の有酸素運動ですが、難点は体が冷えることです。腰やひざを冷やすと、関節痛を招いたり内臓に不調を及ぼしたりします。**ジャグジーやサウナを上手に使って体を冷やさないようにしてください。**

サッカーや野球などの団体競技には、人間関係がつきものです。意に反してイライラしたり落ち込んだりすることにならないよう、**あまりのめり込まないようにするのがポイントです。**ゴルフも気の合う仲間とワイワイやっている分にはいいのですが、競争心を燃やしすぎたり、気を使って疲れたりするようなら逆効果です。

個人スポーツといえる筋トレも、熱心になりすぎれば危険です。

重いウエイトへの挑戦は、一気に血圧を引き上げます。ものすごい形相で挑戦しているオリンピックの重量挙げの選手は、信じられないほど血圧が上がっているはずです。

概していえることは、本気になりすぎないことです。リラックスして、ストレスを発散するつもりでとり組むのが一番です。

ところで、笑いは、ストレスを吹き飛ばす健康の秘訣でもあります。

スポーツも、競わずに済むもの、笑顔で楽しめるものを選べば、心身にダブルでいい効果がもたらされるでしょう。

たとえば、**ハイキングや歴史散歩、美術館や博物館巡り、テレビドラマなどで舞台となった地域を巡る聖地巡礼**などは、勝敗や利害関係が生じません。それでいて、いつの間にか、かなりの距離を歩いているものです。

知的好奇心を刺激して脳の働きもよくなりますので、そうした楽しみを持つといいですね。

筋力トレーニングはほどほどに

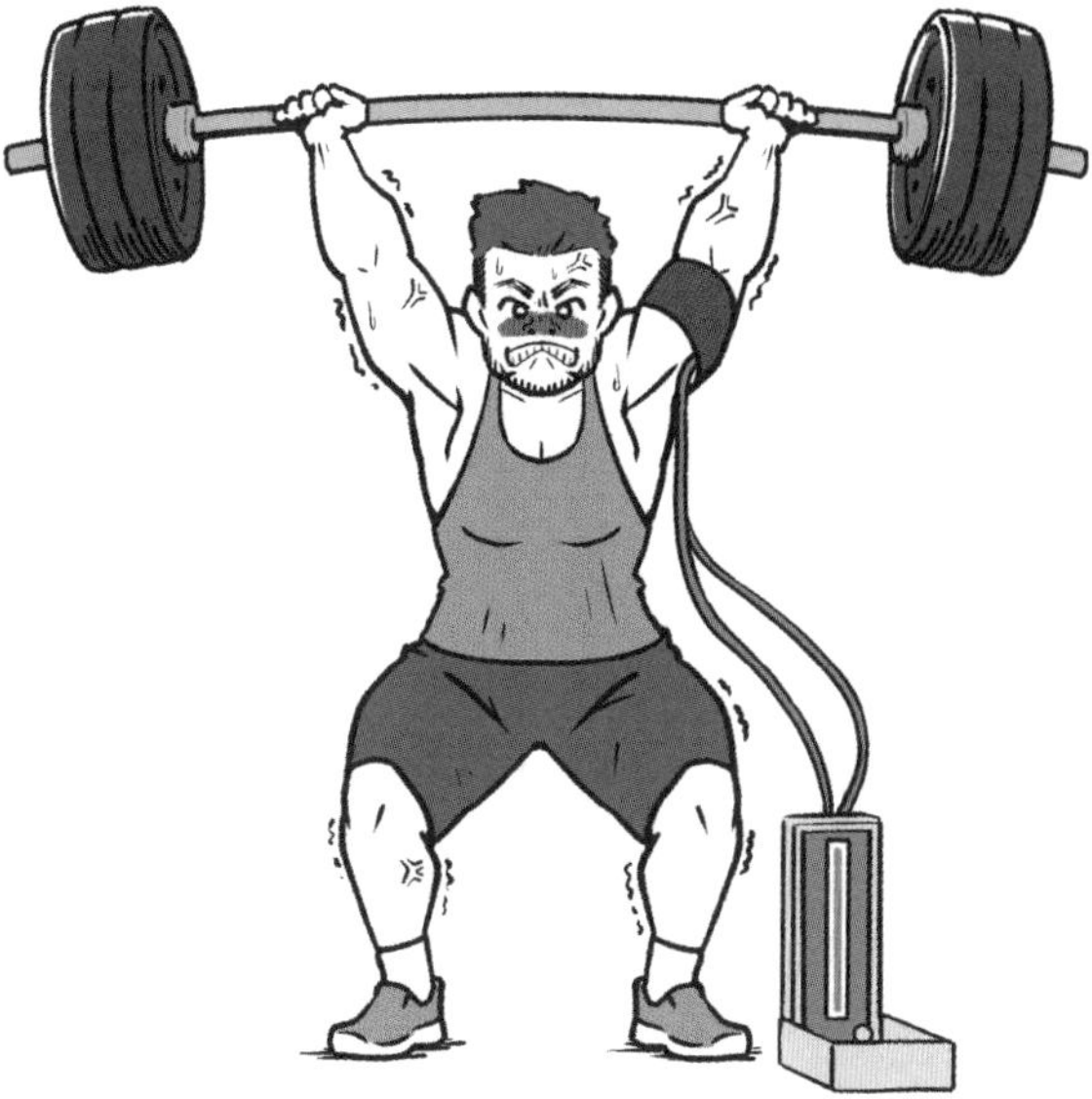

笑顔でできるくらいの
負荷に抑えておこう！

61

お風呂を活用してリラックス。でも「入る前」「上がる際」は気をつけよう

●温めのお湯なら、血管がフワッと広がる！

リラックスするといえば、お風呂ですね。仕事から帰って入るお風呂の気持ちよさは、たまりません。お湯に浸かると血管が広がり、血圧が下がります。このときに、あのリラックス感がわいてくるわけです。

ただし、**熱すぎる湯に入ると逆に血圧が上がりますので、40度くらいのぬるめがいいでしょう。**

読書をしながら半身浴を楽しむのもおすすめです。

お風呂でアロマを楽しむという人もいますね。音楽やテレビ視聴など、自分がリラックスできるアイテムを組み合わせてみてください。

また、お風呂に入ると体が柔らかくなります。このときを逃さずに、ふくらはぎのマッサージやストレッチ、脚の屈伸運動をするといいでしょう。

温めのお風呂でリラックス

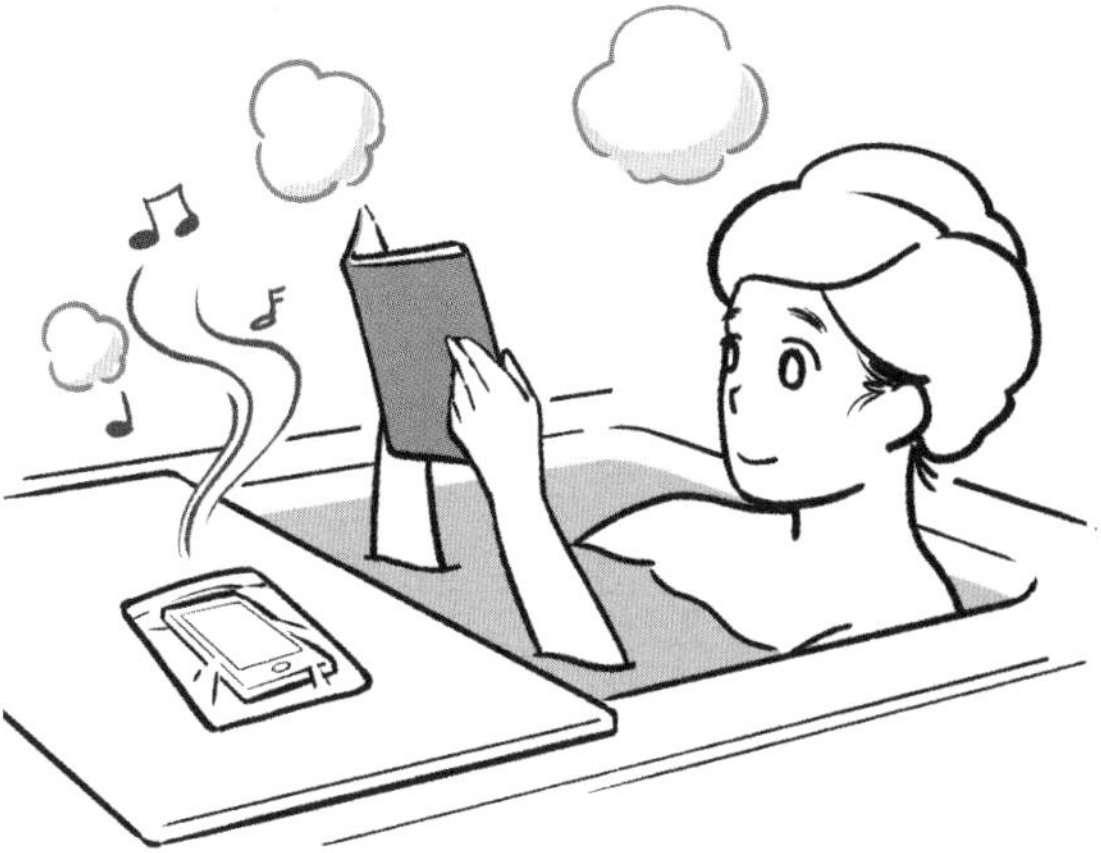

お風呂の理想的な入り方

- 寝る１～２時間前がベスト
- 入る前に脱衣所と浴室を暖める
- お風呂の中で眠ってしまわない工夫をする（歌を歌う／アラームを設定するなど）
- 湯の温度は40度ぐらいのぬるめで
- 浸かる時間は10分程度
- 足首や肩を回してストレッチをする

冬の脱衣所は要注意

お風呂は血管の健康を促すと同時に危険な側面もあります。

お湯に浸かって血圧が下がった状態から急に立ち上がると、立ちくらみを起こし、転倒することがあります。**ゆっくりと手すりなどにつかまって立ち上がりましょう。**また、低血圧は血流がゆっくりとなるので血栓ができやすい状態でもあります。お風呂で脳梗塞や心臓の発作が起こりやすいのはそのためです。入る前に、水分をしっかりとりましょう。

さらに、飲酒後に入浴をすると眠ってしまい、思わぬ事故につながります。家族がいるなら、**お風呂に入る前に声をかけてください。**ひとり住まいの方は、**タイマーやアラームをセットして入る**のもいいようです。

冬、**脱衣所が寒いと血圧が上がります。**そのあと入浴をすると、血圧は、上昇→下降→上昇と、激しく上下します。脱衣所はデンジャラスゾーンです。最近のマンションは脱衣所も暖かいようですが、古い木造家屋などにお住まいの方はより注意が必要です。

第5章

心筋梗塞、脳梗塞、動脈効果を防ぐ
血糖値の上昇を抑えて糖尿病に克つ

62

血糖値を調整するインスリンの働き——日本人の特性

●血中のブドウ糖はインスリンによって回収される

血糖値も血圧と同じように、刻々と変化をしています。どう変化するかというと、食事をすると上がり、時間が経過するとともに下がっていって、約2時間後には元に戻ります。くわしく見てみましょう。

炭水化物は、腸で消化、分解されるとブドウ糖になります。体内に吸収されたブドウ糖は、それを必要としている筋肉や脳に血液によって運ばれて利用されます。

食べすぎたあと、当面、使う必要のないあまったブドウ糖は、いったん肝臓などに貯蔵されます。

このブドウ糖を回収するときに活躍するのが、インスリンという物質です。

日本人はインスリンが少ない

次ページのグラフをご覧ください。これは健康な人の血糖値とインスリンの関係を表しています。

食事をしてブドウ糖が吸収されて血糖値が上がると、すぐにインスリンが分泌されて血糖値を下げます。火災を発見した消防隊が、消火活動に当たって見事消火する様子と似ています。

インスリンは、すい臓から分泌されますが、日本人は欧米人に比べてこの機能が弱い傾向があります。だから急激にブドウ糖が増えたり、減ったりしてきたところに、さらにまたブドウ糖が追加投入されると、消火活動が間に合わなくなります。

人が生涯で作れるインスリンの量は、おおよそ決まっています。

それを使い果たしてしまうと、もうインスリンは出なくなり、血糖値が常に高くなってしまいます。これが糖尿病へと進むメカニズムです。

正常者の血糖値とインスリン値の関係

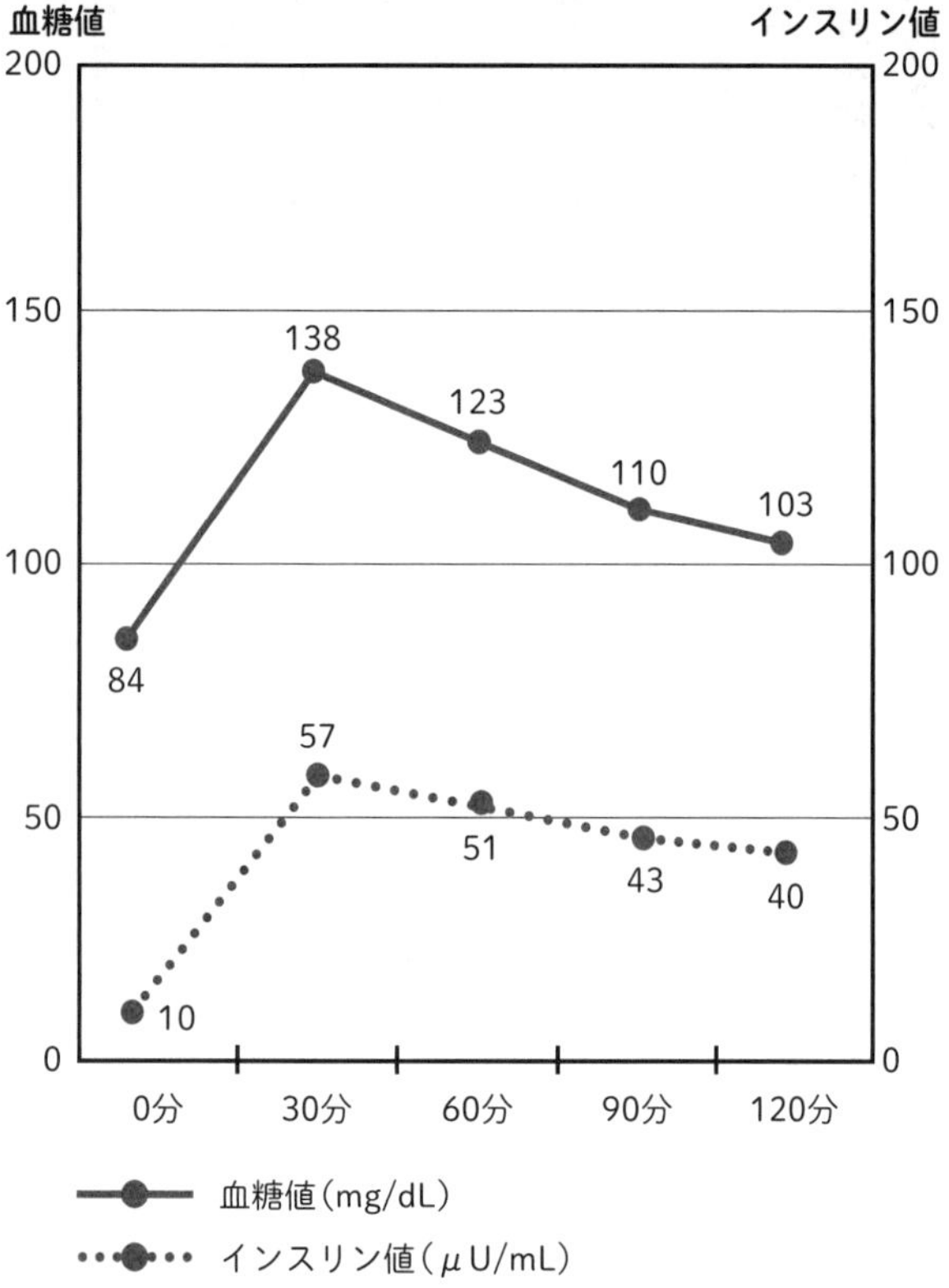

μは100万分の1、Uは単位(以下同じ)

63

糖尿病の一歩手前の「境界型」が危ない

●まだ大丈夫と思わずに、食後血糖値に気をつけよう

健康な人は、血糖値が上昇すると十分なインスリンが分泌され、一定値（140mg／dl）を超えません。

ご飯をお替わりしようが、甘いお菓子を立て続けに食べようが、絶対にこの値を超えないのです。うらやましいですね。

ところが、インスリンの働きが悪い人は、食後に上がった血糖値がなかなか下がりません。そういう人の健康維持のコツは、この食後血糖値を上げすぎないことに尽きます。

血糖値コントロールに失敗して食後血糖値が高い状態が頻繁に続くと、朝起きたときの空腹時血糖値が徐々に高くなります。そして、126mg／dl以上になると、糖尿病と宣告されてしまいます。

一度、糖尿病になると、もう健康な体には戻れません。合併症を発症しないための闘病生活の始まりとなります。

糖尿病にならないで！

空腹時血糖値は、110mg／dl未満で正常と診断されます。

110mg／dl以上、126mg／dl未満の人を、正常でもない、糖尿病でもない、という意味で「境界型」と呼びます。今、どんどん増えているのが、この境界型です。境界型の人は、第2章、第3章のテクニックを実践して、糖尿病にならないように努力してください。

次のグラフは、ブドウ糖負荷試験といって、ブドウ糖が75g入ったサイダーを飲み、30分ごとに4回、血糖値を測ったものです。「正常型」はサイダーを飲む前が110未満、120分後が140未満の人です。「糖尿病型」はサイダーを飲む前が126以上、120分後が200以上の人です。このどちらにも属さない人は「境界型」です。

正常者の血糖値とインスリン値の関係

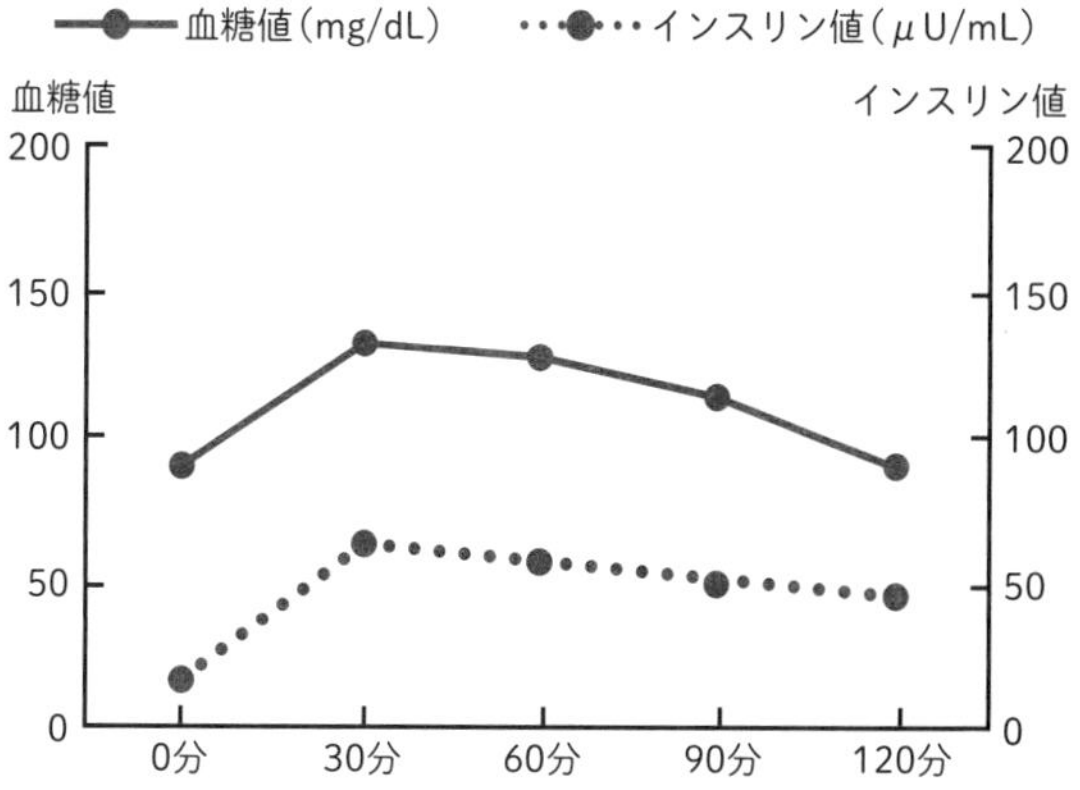

糖尿病患者の血糖値とインスリン値の関係

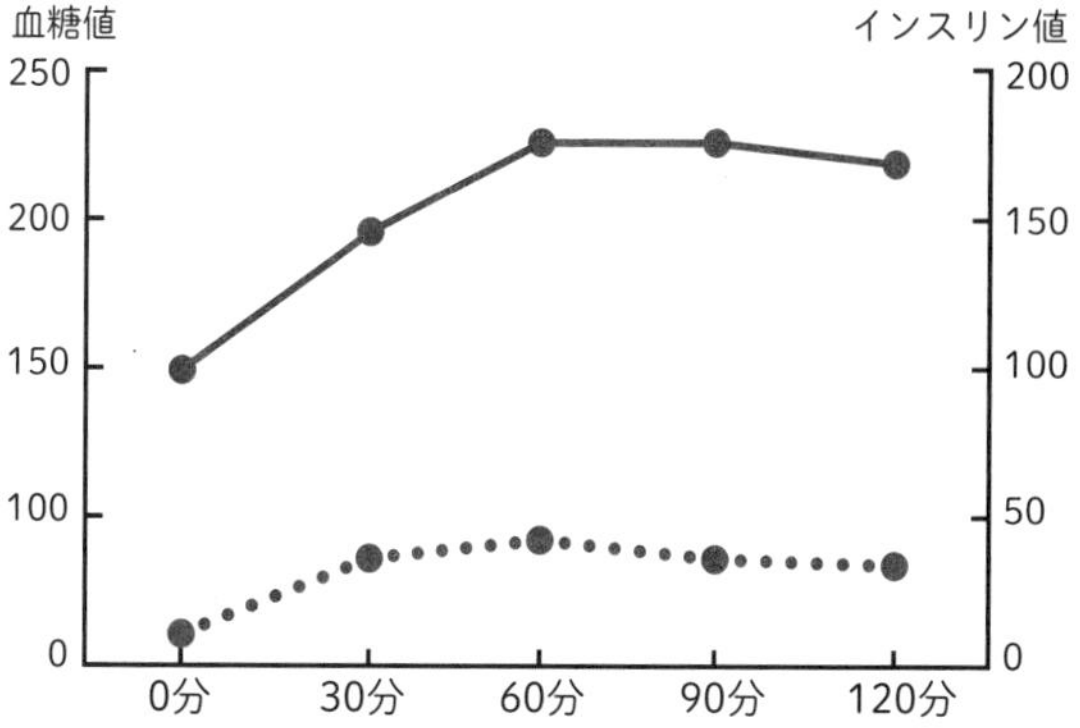

64

なぜ日本人はインスリンがたっぷりと出ないのか？

●欧米人はインスリンを大量分泌する

血糖値を下げることができるのは、インスリンというホルモンのみです。インスリンは、すい臓にあるランゲルハンス島という小さな組織の、さらにβ細胞という限られた部分から分泌されます。

欧米人は、概してインスリンの働きを阻害する内臓脂肪が多いのに、糖尿病患者が少ないのは、インスリン分泌量が多い体質だからだといわれています。日本人は欧米人に比べてこの機能が弱いのですが、稀に欧米人のようにインスリンが豊富な人がいます。ご飯をドカ食いしようが、ケーキを食べようが血糖値が急上昇しません。うらやましいですね。

先天的にインスリンが十分に出ない糖尿病をI型糖尿病と呼びます。これは生活習慣とは関係のない病気なのでインスリン注射が必要になります。

神様も肥満社会にビックリ!?

人間の体は環境に適合するよう、うまく設計されているのに、なぜ、インスリンは十分に分泌されないのでしょう。

人間は大昔から食物を得ることに苦労してきました。誰もが不自由なく食事を得られるようになったのは、わずかここ100年ほどのことです。つまり、エネルギーのとりすぎが起こるとは、想定外だったのです。

人間を作った神様も、肥満や生活習慣病が蔓延する世界に驚いていることでしょう。

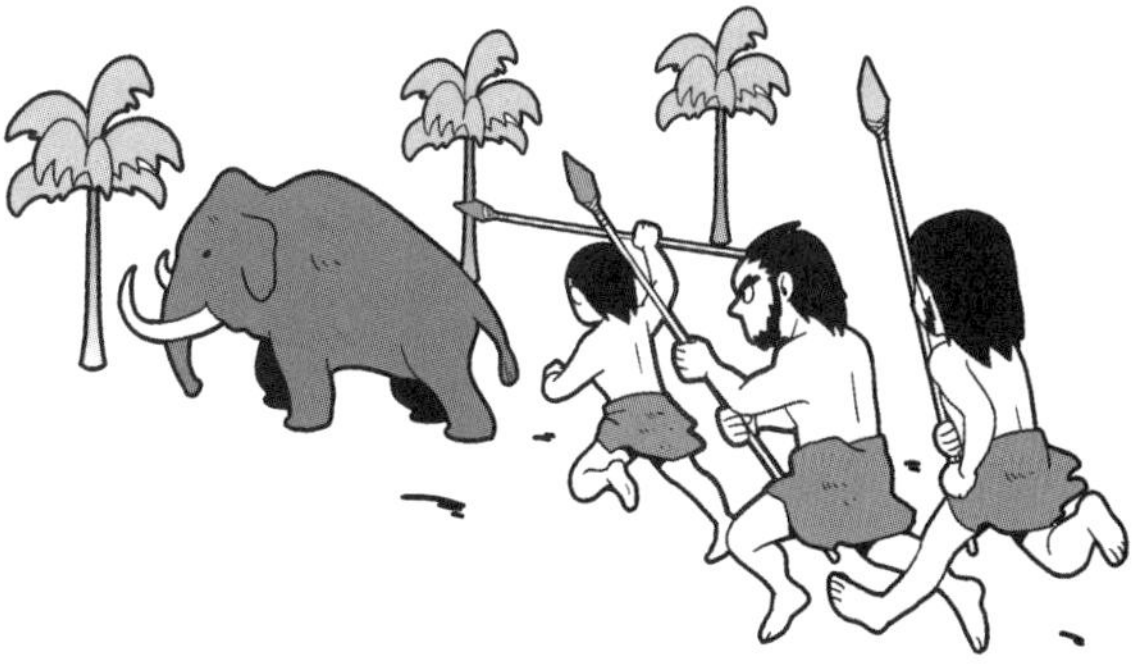

65

糖尿病になると毛細血管が詰まる
↓突然の失明や足の切断も多い

●自覚症状が出てきたら、手遅れ

血糖値が常に高い状態になると、血液がベトベトと粘性を増してきます。その結果、本来、反発して離れている赤血球同士がくっついて団子状態になり、血流が悪くなります。

こうなったときに最も悪影響を受けるのが、極細の毛細血管。何しろ直径0・01㎜という細さです。赤血球は、7~8㎛(=0・007~0・008㎜)ですから、十数個ほどくっつけば、すぐに詰まってしまいます。

しかし、毛細血管は本数が多く網目のように張りめぐらされており、切れたり詰まったりしても再生する力があります。だから、一度や二度詰まっても、ほかの毛細血管がカバーし、再生するので大事には至りません。

ところが、そうしたことが長年繰り返されると、次第に再生が追いつかなくなり、障害が発生します。はっきりとした自覚症状を感じたときは、もう後戻りできない状況になっているのです。

糖尿病による合併症はいろいろとありますが、そのうちの糖尿病腎症、糖尿病網膜症、糖尿病神経症の3つを三大合併症と呼んでいます。腎臓、網膜、神経と、どれも「毛細血管が密集している器官」です。

腎機能が衰えると体はゴミ屋敷に

糖尿病腎臓は、腎臓のろ過作用を担う糸球体に異常が起き、血液中の老廃物を尿として処理できなくなり、腎不全になる合併症です。

腎臓は、体内で発生した老廃物をたっぷり含んだ血液が集まってくる「巨大ゴミ処理場」です。ここで、糸球体（ネフロン）という毛細血管が毛玉のように集まった小さな器官が血液をろ過して、血液中の老廃物を尿として体外に排出しています。ネフロンは左右の腎臓で200万個もありますが、糖尿病によって毛細血管が詰まりはじめると、ひとつふたつ……

と壊れていきます。そして、いつのまにか100万個、150万個のネフロンが機能不全となると、体はゴミ屋敷のようになり、生命を維持するために、定期的に血液の人工透析をしなければいけない生活になります。

網膜に障害が起こると失明

糖尿病網膜症は、目の裏側にある網膜の毛細血管に小さな血管のこぶができ、眼底出血を起こして発症する病気です。初めのうちは血管が切れても再生するので自覚症状が乏しく、放置されることも多くあります。

しかし、徐々にその仕組みが破綻していき、増殖網膜症に移行します。**そして、ある日突然、大量出血により失明してしまうのです。**

実際には失明するまでに10年、20年という時間がかかります。**早く気がついていれば……といっても、まさに後悔先に立たず、です。**

なお、網膜の毛細血管の状態を診れば、その人の血管の健康度がわかります。検査結果が悪ければ全身の血管が傷んでいる可能性が高いでしょう。

最後には何の感覚もなくなる

三大合併症の中で発症頻度が高く、早期に現れるのが糖尿病神経症です。感覚神経や自律神経に障害が生じます。

初期の異変は、足のつま先から起こります。指先のしびれ、足の裏に何かがついているような違和感、こむら返りなどが起こります。片足だけではなく、左右の足に同じように起こるのが特徴です。自律神経に障害が起こると便通異常やＥＤを引き起こすこともあります。

進行すると、皮膚への感染症、潰瘍、顔面神経痛などが発症します。これらは、毛細血管が詰まることによる知覚神経障害が原因で起こります。

さらに悪化すると、毛細血管のほかに太い動脈まで侵され、足先などから壊疽がはじまります。こうなると足の切断という最悪の事態に陥ります。末期は神経がまったく機能しなくなり、火に触っても熱く感じません。

66

アルツハイマーからED、がんまで。合併症は全身に現れる

●動脈硬化が起きて血流が悪くなると、免疫力が衰える

糖尿病による合併症はほかにもあります。

血管は体中をめぐっているわけですから、ある意味、どこに障害が起きても不思議はないわけです。

近年、注目されているのが、**血管性認知症**です。

脳の細い血管が切れたり梗塞を起こしたりすると、その先の血流が滞り、脳細胞が壊れます。これが長年にわたって繰り返されると、脳の組織の一部が壊れて、記憶力や認知力が衰えていくと考えられます。

血管の健康状態が悪くなると、がんになりやすいという報告もあります。

がん細胞は、日々、体内に生まれていますが、免疫細胞が退治してくれています。免疫力が弱まると、がん細胞の増殖が勝り、腫瘍となるわけです。

糖尿病の主な合併症

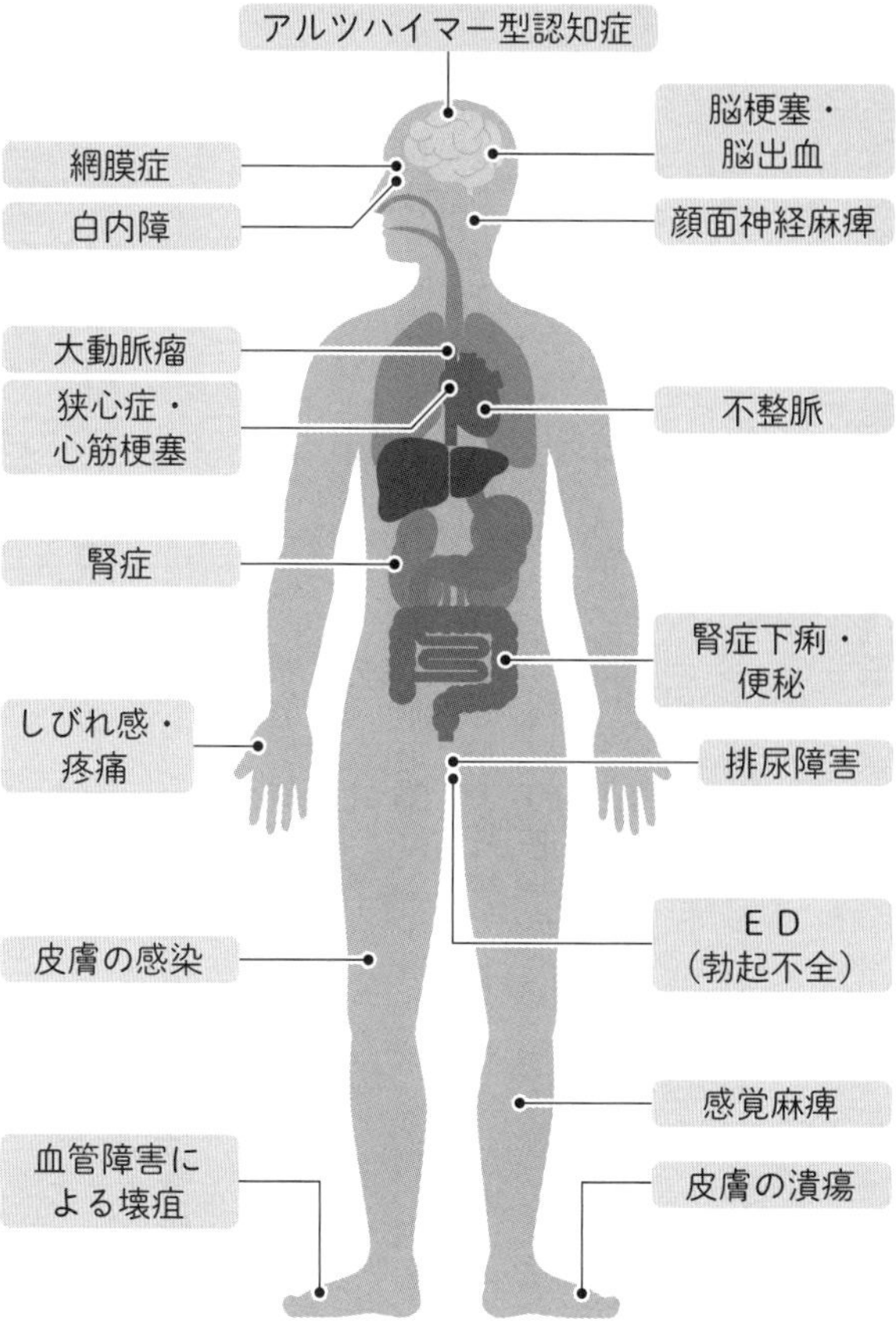
アルツハイマー型認知症
網膜症
白内障
脳梗塞・脳出血
顔面神経麻痺
大動脈瘤
狭心症・心筋梗塞
不整脈
腎症
腎症下痢・便秘
しびれ感・疼痛
排尿障害
皮膚の感染
ＥＤ（勃起不全）
感覚麻痺
血管障害による壊疽
皮膚の潰瘍

67 早期発見のチャンス、このわずかな症状を見逃さないで！

●喉が渇くのは注意信号！

家庭血圧が一般的になったように、家庭で気軽に血糖値が測れるようになれば、血糖値コントロールは容易になるでしょう。

しかし、現在、販売されている血糖値測定器は、少量とはいえ、指先やおなかに針を刺して血液を採取する必要があります。体を傷つけることなく、センサーで測れるようにするなど、技術の進歩が求められる分野です。

そうした技術がまだ十分ではない現代で重視したいのが、「自覚症状」です。

血糖値が上がりはじめたことを察知するのは、容易ではありませんが、自分の体の異変に注意することは大切です。

次のような症状を感じたら、即、受診しましょう。

糖尿病で現れる自覚症状

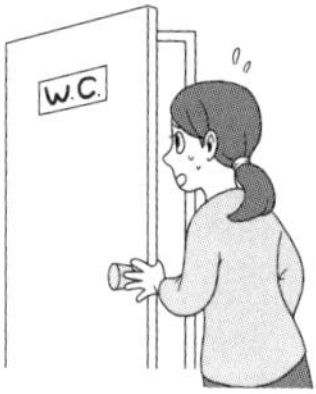

夜中にトイレに行く
回数が増える

➜血液中に多くなった糖分を尿と一緒に排泄しようとするために起こる

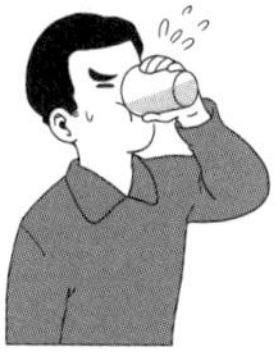

しょっちゅう喉が渇く
（水を飲む量が増える）

しっかり
食べているのに
痩せる

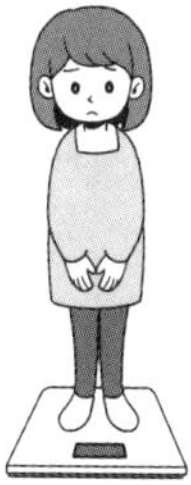

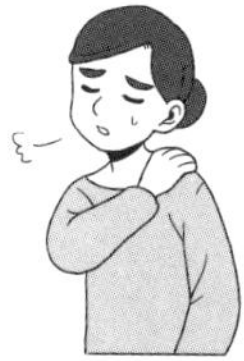

疲れやすくなった

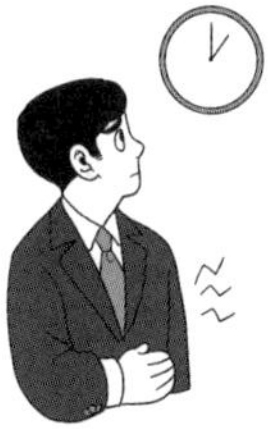

異常な空腹感を覚える

➜インスリンがうまく作用せず、ブドウ糖をエネルギーとして使わずに、脂肪やタンパク質を分解して消費してしまうため

ちょっとした傷が化膿しやすい

➜動脈硬化により血流が不十分で修復が遅れるため

COLUMN

血管が老いる生活習慣セルフチェック

- □ 仕事、家族のことなどストレスが溜まることが多い
- □ 仕事柄、椅子に座りっぱなしだ
- □ ねこ背だ
- □ 睡眠時間が少ない
- □ 食事時間、睡眠時間、起床時間などが不規則だ
- □ 車での移動が多く、歩くことがほとんどない
- □ 熱いお風呂が好きだ
- □ 休日はほとんど家でゴロゴロしている
- □ 運動するのが苦手だ
- □ 趣味と呼べるものがない
- □ 煙草を吸う

セルフチェック採点表

チェック項目数		
0	○	満点です。この生活を続けよう
1～4	△	もう少しです。チェック項目が0になるよう努力しよう
5～11	✖	最悪です。直ちに日常生活の改善をしよう

〈了〉

板倉弘重（いたくら・ひろしげ）

芝浦スリーワンクリニック名誉院長、医学博士。

国立健康・栄養研究所名誉所員。東京大学医学部卒業。東京大学医学部第三内科入局後、カリフォルニア大学サンフランシスコ心臓血管研究所に留学。東京大学医学部第三内科講師を経て茨城キリスト教大学生活科学部食物健康科学科教授に就任。

退職後、品川イーストワンメディカルクリニック院長などを経て、現職。主な研究分野は脂質代謝、動脈硬化。

日本健康・栄養システム学会理事長、日本栄養・食糧学会名誉会員、日本動脈硬化学会名誉会員、日本ポリフェノール学会理事長。テレビなどメディア出演多数。著書に『ズボラでもラクラク！　薬に頼らず血糖値がぐんぐん下がる！』（三笠書房《知的生きかた文庫》）などがある。

本書は、アントレックスより刊行された『心筋梗塞、脳梗塞、動脈硬化を防ぐ「血管強化法」』を、文庫収録にあたり、加筆・改筆・改題したものです。

知的生きかた文庫

心筋梗塞《しんきんこうそく》　脳梗塞《のうこうそく》　動脈硬化《どうみゃくこうか》を防《ふせ》ぐ
血管《けっかん》をよみがえらせる習慣《しゅうかん》

著　者　板倉弘重《いたくらひろしげ》

発行者　押鐘太陽

発行所　株式会社三笠書房

〒一〇二-〇〇七二　東京都千代田区飯田橋三-三-一
電話〇三-五二二六-五七三四〈営業部〉
　　〇三-五二二六-五七三一〈編集部〉
https://www.mikasashobo.co.jp

印刷　誠宏印刷

製本　若林製本工場

ISBN978-4-8379-8844-1 C0130